最終 法医学講義

II

JN064952

日本大学医学部法医学名誉教授
医学博士

押田 茂實

はじめに

講義は聞く前と聞いた後では印象が大きく変わる。

　昭和 60 年に日本大学医学部の法医学教授になった直後から医学部の講義以外に、総合大学ですので、法学部の講義も分担していました。日本大学法学部では 1000 人の大きな講堂 (現在では取り壊されています) で、おおよそ 700 人くらいの学生が聴講していました。その後、上智大学の法学部の講義も分担することになりました。キリスト教でなくともよいのか確認したところ、先生は大丈夫ですと言われ、17 年間勤めました。

　法学部の法医学の講義では、医学関係の内容も多く取り入れ、今回の最終講義とほぼ同じように 15 回の 90 分間の講義でした。最初の講義の時にアンケートをとり、どの講義のテーマに期待しているかを書いてもらっていました。法学部ですから、「自殺と他殺」や「多数死体」に興味があり、医療事故や病気には興味がなく、最低はいつも「中毒」でした。そして常に第 3 位には性に関する法医学が入っていました。ところが、すべての講義が終了してアンケートをとると、何故か最下位だった中毒関係の講義が毎年トップにきていました。つまり、期待していなかったのに、講義を聞いて、身近な危険とその防止対策の話に感動したという意見が圧倒的に多かった。そして第 3 位には、性に関する法医学が期待どおりだったとして位置していました。

　ライフワークにしている医療事故とリスクマネジメントの講義に関しては最初の期待よりもはるかに上位に位置するといえども、まずまずの位置であった。実際の死刑判決や無期懲役のケースが再審で無罪になった、足利事件や東電女性会社員殺害事件などの詳細を知って、本格的な弁護士になりたいという学生が出てくるのはうれしい限りであった。

　その後設置された法科大学院 (ロースクール) では日本大学と慶応義塾大学で 10 年に亘り、講義を分担しました。ここでも同じようにアンケートを取ったが、不思議なことにほぼ同様な結果であった。法科大学院卒業後司法試験を受験するので、裁判に関する医療事故や最新の冤罪事件にはものすごい興味がありました。卒業後裁判官になった人もおり、弁護士には数多くなりましたが、何故か検察官志望者はほとんどいませんでした。

　最終的には、30 年間に法医学の講義を聞いた医学生は 3000 人を超えて、法学部と法科大学院生は 3 万人を超えています。一方、医療事故とリスクマネジメントの講演を聞いた医療関係者は約 50 万人となっています。この中には法医学の専門家となった医師以外にも、医療事故防止のために医療安全に努力している医療関係者も多数おりますし、多数の弁護士や裁判官になって各自頑張っているのはうれしい限りです。

　２０２１年１０月

押田 茂實

目次

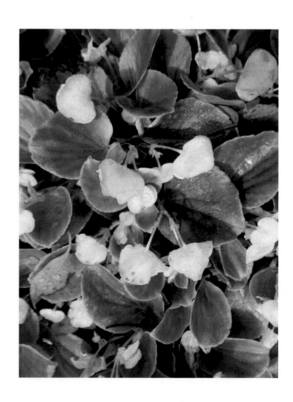

『押田茂實の最終法医学講義』
シリーズ総合目次

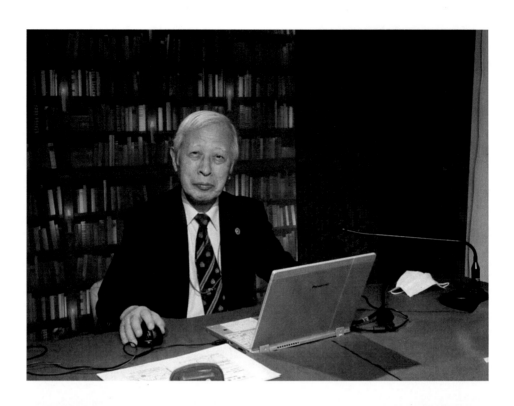

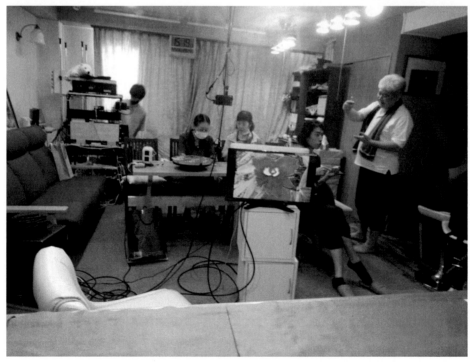

第五・講義

創と傷

1. 小さな損傷 大きな情報

（1）損傷の分類

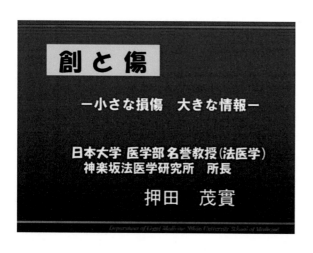

それでは今日は第五回目で、損傷の講義をいたします。

大きな損傷に大きな情報があるんじゃないかと皆さんは思うかもしれませんが、実は小さな損傷が大きな情報を我々に教えてくれることもあるのだ、ということを今日はテーマにして話してゆきます。

まず最初に損傷とはどういうふうに分類するのか。実はパックリと開いたものを創と言います。それに対して、傷（キズ）というふうに読んだときには、損傷を全部含めています。しかし傷（ショウ）というふうに言った場合には、これはパックリ開いていないけれども、変形しているとか、色が変わっているとかということになるわけです。

ですから、創（ソウ）と傷（ショウ）に分ける。このことを知らない人は実務的にはだめだと思います。創と傷、この区別がつかないとだめです。

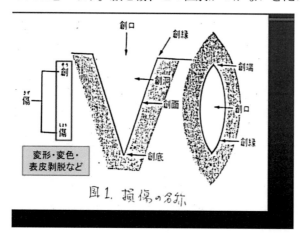

図1. 損傷の名称

パックリ開いた創の場合にはどこを見るかということになりますと、まずその創の縁を見ます。ずっとたどってゆきますと、直線状になっているかどうか。創の場合には、二つの創縁を寄せ集めて真っ直ぐになっているかどうかを見るのですけれども、その時ギザギザがあるかどうか。創の端っこも見ます。これがピュッと切れているか、それともギザギザとなっているか、これが大事なところです。実際に創がパックリ開いている中身を創口（ソウコウ）と言いますけれども、それを洞穴みたいに創洞（ソウドウ）と言うこともあります。その創洞の中に繊維があるのか、ないのかというところが、分類する決め手になります。そして創の壁を創面（ソウメン）と言ったり、創壁（ソウヘキ）と言ったりします。そして一番創の底を創底部（ソウテイブ）と言いますけれども、底が一直線状になっているのか、ギザギザなのか。こういうこ

とを見て、これは凶器としてこんなものが考えられるというようなことが推察されることになってくるわけです。

創 の 鑑 別

	創端	創縁	表皮剥脱	創面	創洞	架橋状組織	成傷方法	備考
刺創	鋭, コ	直線状	なし	平担	深い	なし	刃器の刺入	片刃, 両刃
※切創	鋭	直線状	なし	平担	楔形	なし	刃器の引き切り	弁状, 面状
割創	鋭, 抜裂	直線状	±	平, 凹	凹凸	±	重い刃器の押し切り	骨に創
※挫創	抜裂状	凹凸	あり	凹凸	下堀り	あり	鈍体の打撲等	陥没骨折
裂創	鋭	直線状 挫波縁	－	凹凸	凹凸	あり	組織の伸展	縊死, 焼死

　実際にその鑑別法を一覧表にしたのがこのスライドであります。真ん中より上のところは、刃物でできたものです。真ん中より下の損傷は、鈍体（ドンタイ）でできたもので、刃物でないものをまとめて鈍体と言います。刃物でできたものの一番典型的なのは、切創（セッソウ）という真ん中にあるものです。これは刃物の引き切りによってできてくる。これが切創です。

　それに対して鈍体でドーンと打撲したとき、これでできるのを、挫創（ザソウ）と言います。この二つを典型的な形として区別ができるかどうかが大切です。つまり、創の端っこを見ると、切創の場合には鋭く、ピュッとなっています。

　それに対して挫創の場合にはギザギザ・披裂状。創の縁を見ますと、切創の場合には直線状です。シュッと切れています。それに対して挫創のほうはデコボコしている。そしてそこに表皮が剥げているのを表皮剥脱[1]と言いますけれども、これがあるのは挫創。そういうのがないのを切創。それから創の壁を見ると、平坦でシュッと切れている。それに対してデコボコしているのが挫創です。

　創洞の中を見ると、普通は上が広くて、下が狭く三角形になるのですけれども、それに対して下のほうが広く、下彫り状態。そして、架橋状（カキョウジョウ）の組織が出てきます。これは何かと言うと、神経とか血管が創洞の中に横に残っている。これが挫創です。

[1] 表皮剥脱：表皮がはぎ取られ、真皮の露出した状態。

ところが、切創のほうはそういうものがない。これだけ見ると絶対に区別ができるはずです。つまり、切創のほうは刃物で当ててシュッと切っている。それに対して挫創のほうは鈍体でドーンと叩かれている。そうすると、下に骨があると陥没骨折になります。そういうことを一つずつ見てゆきます。

切創と似ているが、刃物で今度は刺した場合にどうなるか。これはやはり切創と似ていますけれども深い。中まで刃物が刺されていると、こういうことになります。刃物が片刃の場合には、片方の創端がコの字型をしているけれども、他方は鋭い。それに対して両刃の場合には、両方とも鋭い。こういう違いがあります。

それに対して挫創のほうと似ているものは、裂創（レッソウ）と言って、皮膚が割けてできてくるものです。これは切創とよく似ています。違うのはどこかと言うと、架橋状の組織があるかどうか。この違いなのです。刃物でできた場合には、架橋状の組織は残っていないのです。ところが割創（カッソウ）というのが出てきました。これは重い刃物、例えば鉈みたいなものでドーンとやった場合に、重い刃物で押し切るわけです。この場合には、実は裂創とそっくりです。どこが唯一違うかというと、架橋状の組織がないのがほとんどですけれども、場合によると、架橋状の組織が残っている場合もあるのです。

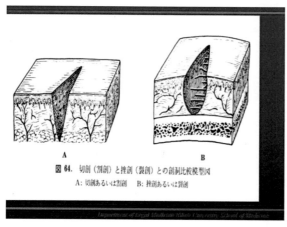

図 64. 切創（割創）と挫創（裂創）との創洞比較模型図
A: 切創あるいは割創　　B: 挫創あるいは裂創

こうなってくると、現実にものを見たときに、この損傷が刃物によってできたのか、鈍体によってできたのかというのを区別するというのは、そう簡単ではないということになってきました。実際に切創というのは、ピシャッと切れています。それに対して鈍体の打撲によってできたものは、架橋状の組織が残っているということになってきます。

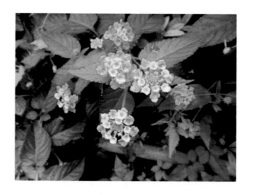

（2）実際の例

　これは典型的なケースですけれども、実際例を見てみましょう。どうしても損傷ですから、やや刺激が強い。見てみますと、確かにオエッとします。

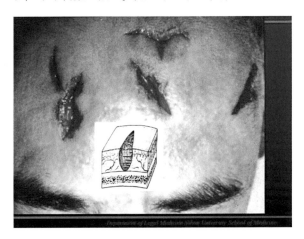

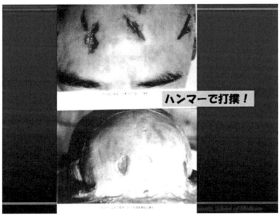

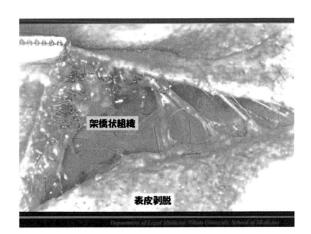

　額のところに5個の創がある。これを傷（キズ）と言った人は素人です。創と言う。その創はどうなっているのか、創縁（ソウエン）を見るとギザギザがあって、黒くなっているところは表皮剥脱です。これはどっちかと言うと、刃物ではなくて鈍体の打撲じゃないのかねというふうに推察します。そして創洞を見ると、架橋状の組織があるかどうかというところが決め手になります。

　実際にはこれは、ハンマーで額を何回も打撲された。ハンマーの縁が当たったところはズバッと切れます。そうでないところは圧挫されてゆきます。実際に中を見ると、骨のところまでドーンといっているというのは、相当強い打撲がきている。これはハンマーで強く打撲されている。こういうことになってくるわけです。

　創洞の中をよく見ますと、架橋状組織つまり、神経とか血管が横断して残っている。そして周りを見ると、これが表皮剥脱です。これがあるということは、刃物じゃなく鈍体の打撲によるものだということがわかります。つまり鈍体は、尖っていなくても、丸い丸太でドーンと頭をひっぱたいても、パカッと挫創ができます。一番大きなポイントは架橋状の組織で、神経とか血管が残っている。

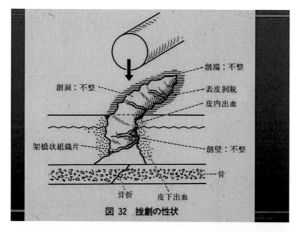

図 32　挫創の性状

下に骨があれば骨折を生じることもあります。

角のある鈍体と丸太のような鈍体を見分けるには、創縁の表皮剥脱の程度や骨折の状態を詳しく観察することが大切です。

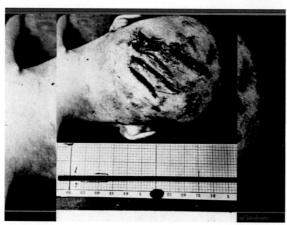

実際に頭の後頭部ですけれども、4本以上やられている。創縁を見ると、表皮剥脱があるかどうか。鈍体の打撲による架橋状の組織が残っているかどうかというのを見てゆきますと、これは凶器としては、細長い鉄の棒で頭を何回も殴られたことによってできた挫創です。こういうことがわかります。

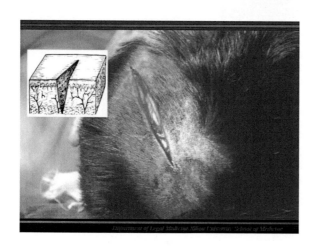

次のスライドはもっと怖いです。100人の人が見ると、1人か2人はギャーと言って倒れるかもしれないという厳しいものです。頭のところにシュッと凶器がきています。一直線です。創端（ソウタン）を見ると鋭い。架橋状の組織なんかはない。これは切創かと言って中を見ます。中はもっと激しいです。頭蓋骨まで切れている。

14

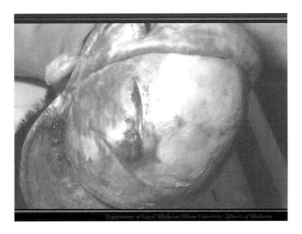

普通のものじゃないよね。なんだろう。物凄い切れ味のいい刃物で、頭に当ててシャッと切られている。日本刀です。これは暴力団の抗争ですけれども、やめてくれーと言ったのに、何をテメエは！ビャッと頭を切られて、「やめてくれ」と言って、手を出しました。

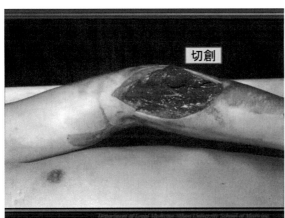

手を出しますと、また怖いです。手のところに刃物が当たります。ビャッと切られました。創洞内に架橋状の組織がありません。これが切創です。これだけで済みませんでした。

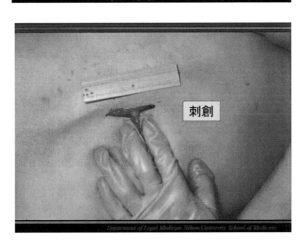

テメエいい加減にせえよ！と、胸をグサッと刺されました。背中まで刃物が届いたのです。それを手術するために、その創縁から切っていますけれども、それを合わせてみると、この画面で見る左側のほうは尖っているけれど、右側のほうはコの字型になっている。片刃の刃物で刺されている。その深さはどのくらいだろうか。これは刺創（シソウ）と言います。こういうことを一つずつ見ながら、どういう凶器でやられたかということを推測してゆくわけです。

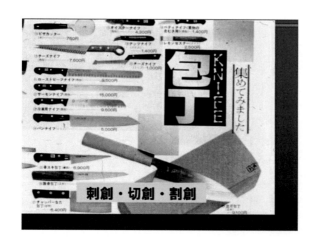

皆さんの身の回りには、凶器が山ほどあります。特に一番ポピュラーなのは包丁ですけれども、これは刃物でもありますし、重さもあります。つまりこれは刺せば刺創、当ててシュッと引けば切創、刃の反対側のほうの背中側で頭をガーンとやると割創ができます。それ以外にもここにありますように、色々な刃物が皆さんの日常生活のなかにあるのですけれども、そういうものを一つずつ区別がつくかどうか、ということがまず問われます。

(3) 専門家の見る場所

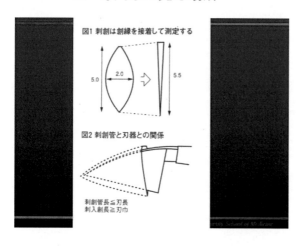

私どもは専門家として、どうやって損傷を見るかというと、刺された刺創の場合には、パカッと開いているのをそのまま測っている人がいますけれども、これは知識のない人です。必ず創縁を接着して測定します。

創がパックリ開いて 5cm×2cm になっているのだけれど、それを合わせてみると、長さが5.5cmということになると、刃の幅は 5.5cm またはそれ以内の刃物です。

つまり刃物が刺さってゆくときには、行って帰りにまた刃物で切るときもありますから、その刃物の長さよりも残されている損傷の長さのほうが長い可能性がある。こういうことを一つずつ見てゆくわけです。

16

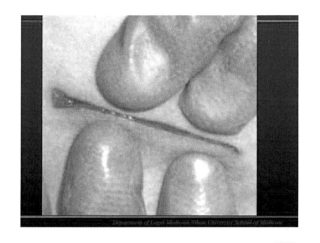

これを実際の現物で、合わせてみるとこうなります。この写真で見る右側の下のほうが尖っています。左上のほうはコの字型になっています。片刃の刃器です。

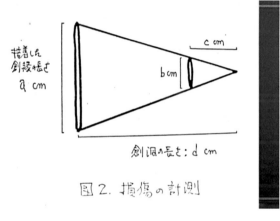

図2. 損傷の計測

接着した創縁の長さを a cm とします。創洞の一番深いところまで d cm ある。そしてもう一つ中に肝臓みたいな実質性の臓器が b cm 切れており、奥行が c cm あります。そうすると刃の先端から d cm のところで、刃の幅は a cm またはそれ以内。刃の先端から c cm のところでは、大体 b cm またはそれ以内。これが凶器の形です。さあ、どの凶器でしょうか。血液が付いていればＤＮＡ型鑑定でわかります。しかし、全部洗われてしまったときに、どの凶器でこの損傷ができたのか。こういうことを一つずつ検討してゆきます。

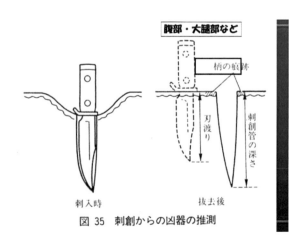

図 35　刺創からの凶器の推測

そういうなかで気をつけなければいけないのは、お腹みたいにへこむところです。例えばこのドスみたいなもので、テメエこの野郎とズボときちゃった場合に、皮膚の中にめり込むわけです。お腹の皮膚がボコッとへこみます。それを引き抜きますと、どういうことが起こるかというと、刃渡り、つまり凶器の刃の長さよりも刺創管（シソウカン）の深さのほうが長いということがあり得る。そ

うすると、長さが合わなくなってくる。刺創の長さ15cmといっているのに、刃物の長さは13cmしかない。これおかしいじゃないかというときに、気をつけて見るのは、その損傷の創縁のところに、この刃物の刺した痕跡が残っているかどうかです。

　これが大切で、柄の痕跡が明らかに残っていれば、これは長さが実際の刃物よりも奥まで差し込まれている可能性があるということを推察してゆくわけです。ですから、この柄の痕跡が残っているというところをしっかりと見た人は、詳細なことまで推測ができるような法医学者だといえます。お腹とか大腿部とか、そういうところを刺された場合には、気を付けないと刃渡りと刺創管の深さが合わないということがあり得るということであります。この小さな柄の痕跡、これが非常に大切です。

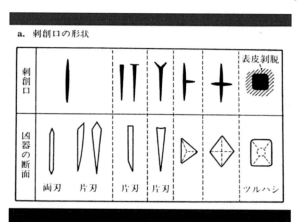

a. 刺創口の形状

そういうふうにして見てくると、この刺創口の形と凶器の断面というのは、どうなっているのだろうか。両創端が鋭い場合には、両刃の刃物の可能性が高い。しかし、片刃でも反対の背側が尖っている場合には、両方の創端が鋭くなる場合もあります。背が巾のある片刃の場合には、片方は鋭いけれども、もう片方はコの字になるか、Tの字になる。これが特徴です。特に刃幅が広い場合には、コの字じゃなくてTの字になるのです。それからもっと巾広い場合にはYの字になる。だからYかTかコの字か。この三つを区分けすることが大切です。

　それからカタカナのトみたいになっている場合ですけれども、これは断面が三角形というか、そういう凶器の形を実は表しているのです。それが十の字になっている場合には、四角形の菱形の凶器です。こういうことを読み取らなくてはいけません。そして実際にその四角に刺創口があるのですけれども、周りに表皮剥脱があるような場合には、刃物だけではなくて、周りも刃ではないけれども、強烈に入っていますよ。これはツルハシみたいな金属なんだけれども、表皮剥脱を伴う場合もあります。こういうことを一つずつ見極めてゆくわけです。

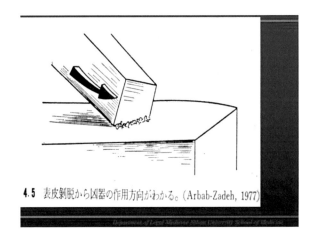

4.5　表皮剥脱から凶器の作用方向がわかる。(Arbab-Zadeh, 1977)

　小さな損傷の代表というのは何かというと、例えば木材でズリとやられた場合、表皮剥脱ができます。なんだこんなものかと思うかもしれません。実はこの表皮剥脱のでき方によって、最初に触ったほうには、木屑がないのです。止まったところに木屑が存在するのです。どちらの方向からきたかということがこれでわかる。つまり、小さな損傷なのだけれども、どちらからどちらに向かって損傷が作用してきているかというのがわかるということです。これは絶対に見逃すことができません。

　次に、長い棒のようなものでボーンと叩いた場合に、1回叩いたのに、白いへこんだところの周りに2本の赤い出血ができる。1回叩いたのに2本できる。

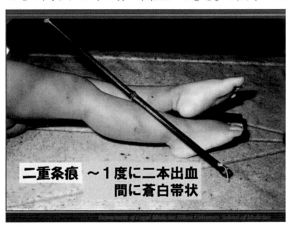

二重条痕　～1度に二本出血
　　　　　間に蒼白帯状

　これを数え間違える人がよくいるのですけれども、これは二重条痕（ニジュウジョウコン）と言いまして、1回の打撲で2本できます。2回叩くと4本出るのです。このことを知っておく必要があります。ですから何回叩かれたかということで、いや、私は2回しか叩いていませんという、おまえ4回だろと、4本皮下出血があるぞということで責められるのですけれども、それは間違いで、間に蒼白な帯状のものがついていて、両端に皮下出血がついている。これを二重条痕と言って、気をつけなければいけません。

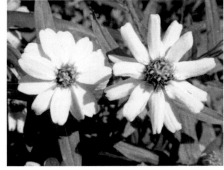

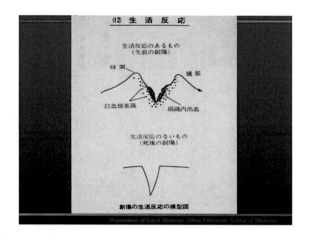

それから生きている人に損傷が生じた場合には、生活反応というのが出てきて、損傷が開くのです。その開いた周りを見ると腫脹（シュチョウ）しています。そしてこれを顕微鏡で見ると、白血球がたくさん出てきたり、組織内の出血が出てくるのですけれども、これは受傷したときに生きていたという証拠です。

下の方の創はそういうものはなくて、きれいな三角形になっていますけれども、これは死後にできたものであって、生活反応はありません。この区別ができないといけません。

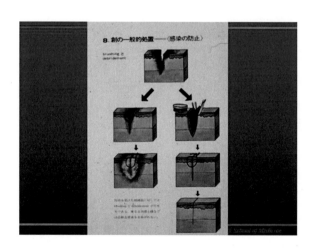

実際我々が見ているのは、ご遺体についているものですから、痛いとか痒いとか、やめてくれとかいうのがないのです。実際に我々がインターンで研修していたときには、生きている人が刃物でけがをした、包丁で切っちゃったとか、あるいは間違って刺されちゃったというのを見ることがあります。そういうときにすぐに縫っちゃいけないのです。損傷を、きれいな刃物でやられたか、それとも汚れ刃物でやられたかによって、それをそのまま縫いますと、左のようにだんだん化膿してゆきます。炎症が起こってきます。そういう汚い損傷の場合には、ブラシでやってもだめだというときには、もう一度きれいに切り直します。刃物で切り直して、接着させてきれいに縫うと跡形もなく治ります。こういうことを一つずつ教わるわけです。

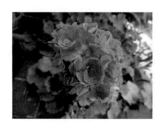

（4）予想外のものでも死に至る

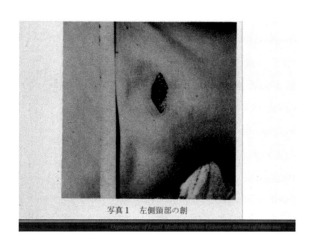
写真1　左側頸部の創

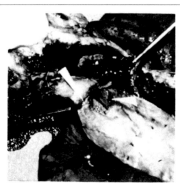
写真2　大動脈の創

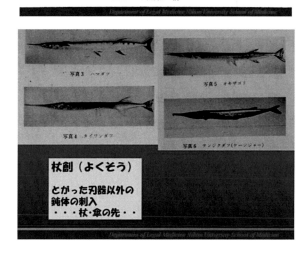
写真3　ハマダツ　　写真5　オキザヨリ
写真4　タイワンダツ　写真6　サンジクダツ（ケーンジャー）

杖創（よくそう）

とがった刃器以外の鈍体の刺入
・・・杖・傘の先・・・

　若い頃に沖縄県の法医学顧問として半年間派遣されまして、とんでもない経験をしました。これはちょうど喉の下ですね、胸の近くなのですけれども、そこのところに大きなパカッと開いた損傷がありました。

　「先生これなんでできたのでしょうか。」と聞かれました。パカッと開いているぞ。これは創です。どんな創か。中を見てみなければわからない。解剖しましょう、ということで解剖しましたら、大動脈のところにバカッと穴が開いています。しかし刃物ではない。これは刃物でできたものじゃないぞ。「先生なんでできたんですか。」それはいろいろ考えてみなければいかんぞと慎重に考えた。ここは日本の国でも沖縄だよね。

　沖縄にはダツという魚がいる。この尖った牙みたいなものを持っている魚がいるのです。全長で1メートルぐらいあるのです。それが空中を飛んでくるということを私は知っていました。空中を飛んでドーンと刺さったに違いない。そうしたら、地元の人たちがえっと言う。おまえらは見ているだろ。刃物じゃないけれども、尖った刃物のようなものだけど、鈍体が突き刺さる。これは杖とか傘の先とか、が刺さった杖創（ヨクソウ）といいます。よく傘の先が鉄になったのがありますけれども、あれを振り回していてピュとふざけてやったときに、隣にいた女の子の胸に刺さっ

21

て死んだとかということなのです。それと同じだよ。えー、押田先生そんなことまで知っているんですかと感心させられた。海で一番怖いのは、このダツですよ。光に向って空中殺法で飛んでくるのですからいつ来るかわからないのです。そういうことでなったんじゃないのといったら、周りの人たちに、もう一度全部聞き直したら、確かにそれで間違いないということになりました。さすがに沖縄以外の国内にダツはいません。

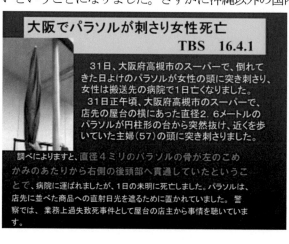

大阪でパラソルが刺さり女性死亡

TBS 16.4.1

31日、大阪府高槻市のスーパーで、倒れてきた日よけのパラソルが女性の頭に突き刺さり、女性は搬送先の病院で1日亡くなりました。
31日正午頃、大阪府高槻市のスーパーで、店先の屋台の横にあった直径2.6メートルのパラソルが円柱形の台から突然抜け、近くを歩いていた主婦（57）の頭に突き刺さりました。
調べによりますと、直径4ミリのパラソルの骨が左のこめかみのあたりから右側の後頭部へ貫通していたということで、病院に運ばれましたが、1日の未明に死亡しました。パラソルは、店先に並べた商品への直射日光を遮るために置かれていました。警察では、業務上過失致死事件として屋台の店主から事情を聴いています。

実際にはこのパラソルが刺さったか、風でドーンと落ちたときにポコッと刺さったとかというのもあります。このパラソルの骨ですね。これが左のこめかみあたりから右側の後頭部に貫通した、こういうこともあります。刃物ではないのです。鈍体の刺創のような創であり、杙創（ヨクソウ）と言います。

（5）損傷でウソがばれる

4カ月児の下腹、発作的？切り付け　大阪

産経16.4.7

生後四カ月の二男の下腹部を刃物で傷つけ、重傷を負わせたとして、大阪府警捜査一課と和泉署は六日、傷害の疑いで、大阪府和泉市上町、無職容疑者（二四）を逮捕した。二男は虐待の後遺症のため生涯にわたってホルモン治療を続けなければならないという。容疑者は「小さいころに性的虐待を受け、男性不信から発作的にやった」などと動機を供述しているという。
調べでは、容疑者は今年三月一日午前十一時から午後零時十五分ごろまでの間、自宅で刃物で二男の下腹部を傷付け、**全治二カ月**の大けがを負わせた疑い。
犯行後、容疑者は自ら一一九番通報をし、搬送先の医師に「飼い犬にかまれた」とうその申告をしていた。　容疑者は長男（二つ）と二男の三人暮らし。長男には虐待を受けた形跡はなかった。

小さい赤ちゃんの下腹部をカミソリで傷つけたのに、それを犬にかみつかれたとお母さんがウソをついているのではないかという事件がありました。調べてみると、室内で飼っている犬にかまれたと言うのです。お医者さんが見たら、「どうも犬のかみ傷とは違うな。」傷（キズ）と言っているからダメなのですけれども。犬にかまれて、パックリ開いていれば、創です。実際にはこれは下腹部をカミソリで傷つけている。カミソリは刃物。犬のかみ傷と言っているのは、鈍体の刺入です。この違いがわからなければ大変です。実際には大変なことになって、下腹部を傷つけたので、生涯にわたってホルモン治療を受けるようになって、全治2ヶ月どころじゃないのです。一生ですから。そうなるのですけれども、飼い犬にかまれたとウソの申告をしているということで、これは有罪になってゆきます。

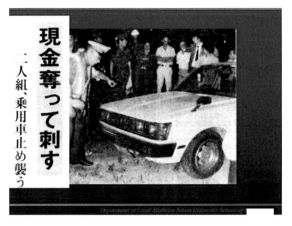

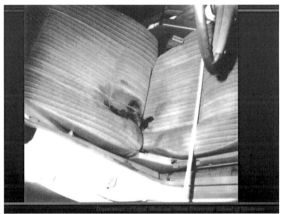

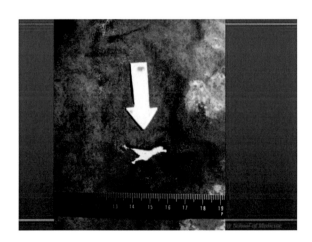

　損傷が何でできたのかという
のは、大きな問題になってくるわ
けです。具体的な事例を少しお話
しいたします。これはあるところ
で現金が奪われ、そして刺された
という。乗用車を止められて二人
組に襲われたということで、相談
を受けました。現地に行ってみま
すと、この車の中で刺されたとい
う。かなり前の事件です。

　そして車を見ると確かに運転
席のところの右下のところに血
液が付いています。お腹を刺され
たと言っている。確かに血液が出
ている。どのくらい血液が出たか
というのを見るためには、後ろの
座席から見ると、前の座席から後
ろに漏れ出ている。これは相当出
ているぞ。1リットル近く出てい
るんじゃないの、ということにな
ってきました。

　そこで刺されたときの着衣を見
せてもらいましたら、右の下腹部
のところに下Yの字型の損傷があ
ります。このYの字型の損傷です
けれども、これは何でできたのだ
ろうか、ということになります。
外着ではY字型ですけれども、そ
の下着のところには小さい損傷が
2つあります。つまり、外側はYの
字型になっていますけれども、中
身のほうは点々となっている。

23

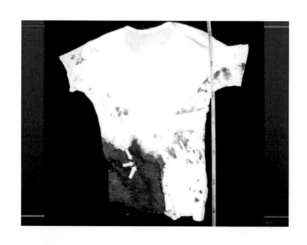

　つまり、外のシャツとアンダーシャツは一体にはなっていないわけですから、そこに空間があることがわかります。そしてこの人は、珍しいことに腹巻をしていて刺されたわけです。腹巻にも損傷があります。これを見て、この凶器はなんだろう。確かに刺されているけれども、外から見るとYの字型になって、行き帰りかもしれないけれども、下着のほうは別々に刺されている。

　こんなことがわかりまして、「この人は死んだのですか？」と聞いたら、「いや、病院で手術を受けて生きています」という。じゃあ、患者を見せていただきましょう。実際に見ますと、おへその右横のところに長さ十数 cm のパーッと切られた痕があります。この損傷は元のものじゃないでしょう。青いところに損傷があったのですけれども、その上下に外科の先生が切って腸の手術をしたと

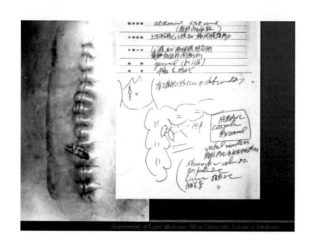

いうことがわかりました。カルテを見るとおへその右上のところがパクっと開いていた。「その写真はないのですか？」「写真なんか撮る暇なんかないよ！命を助けるのが優先だ！」という。だめだこの医者はと思ったのです。そして上下に延ばして開腹して、大腸のところに損傷がある。それで腹腔内を見たら、約1000mlの出血と記載してある。外にも1リットルぐらい出て、合計2リットルぐらい出血しているということになる。これは致命的になる可能性が高い。そしてお腹の中をきれいにして、抗生物質をまいてきれいにして、縫いました、と記載されていた。この長い損傷は医師がメスでつくった切創です。

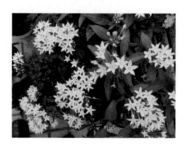

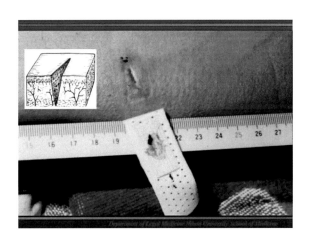

これで帰っちゃいけないのです。必ず私たちは全身を隈なく見ます。左前腕に小さい絆創膏を貼っているのがあったので、ちょっと剥がして見ました。左の前腕の小さい損傷でした。これが事件の真相を物語ってくれたのです。これを見た瞬間に、ちょっと待てよ。利き腕はこの人右手ですよね。なんで先生わかるんですか。左手にできていたのだから、右手で自分でやった。この小さい損傷で我々は、これは防御創じゃなくて、ここを切っているが小さいのだ。わかりました、結構ですと言って廊下に出た瞬間に、「この人の状態が良くなったらウソ発見器にかけてみろ！」と言ったのです。私たちが見たこの小さな損傷ですけれども、刃物でできたけれども、少ししか切れていない。

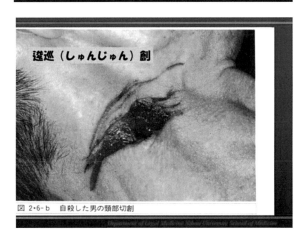

ポリグラフ検査にて

・総体的に陽性

・2回自分で刺したに反応あり

・自分で腹を刺したに反応あり

その後「自分で腹を刺して自殺しようとしたが、死にきれず、通行人に発見されたため、金をとられ、腹を刺されたと言った」と自供した。

そこで後日ウソ発見器にかけました。総体的にクロ。2回自分で刺したに反応あり。自分で腹を刺したに反応あり。その後、おまえ正直に吐けよと言ったら、自分で腹を刺して自殺しようとしたが、死にきれず、通行人に発見されたため、金を盗られ腹を刺されたと言った。これで全面解決。この根拠になったのは、さっき見た小さい損傷でこれは防御創ではないのです。これは自分でやった損傷です。

次の損傷は、首を切って死にたいと言ってもなかなか首を切って死ねないのです。何回もやるのです。これを自分で自殺した人の頸部切創で、逡巡創（シュンジュンソウ）と言う。自分で切って死んでやる。しかし痛いんだろうな、血が出るんだろうな、ちょっとやって、血がちょちょっと出るだけで死ねない。うわー、もうちょっ

図 2・6-b　自殺した男の頸部切創

とやんないとだめか。どうしようと逡巡しながらやる損傷です。さっきの事例では1本しかなかったのですけれども、2本、3本あれば、これは逡巡創です。死のうか死ぬまいか迷ってやっています。そして最後にドワッと切って、大出血して死んでいる。これを逡巡創と言います。

（6）ひどい損傷でもすぐには死なない

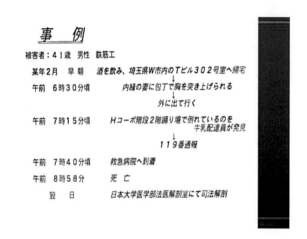

事 例

被害者：41歳　男性　鉄筋工

某年2月　早朝　酒を飲み、埼玉県W市内のTビル302号室へ帰宅
午前　6時30分頃　内縁の妻に包丁で胸を突き上げられる
　　　　　　　　　外に出て行く
午前　7時15分頃　Hコーポ階段2階踊り場で倒れているのを
　　　　　　　　　　　　　　　　　牛乳配達員が発見
　　　　　　　　　119番通報
午前　7時40分頃　救急病院へ到着
午前　8時58分　死亡
翌　日　日本大学医学部法医解剖室にて司法解剖

次の事例は、41歳の鉄筋工で体格の良い人です。2月の早朝に酒を飲んで帰ってきました。自宅に帰ったのですが、その時、6時半頃ですが、内縁の妻が「あなた朝まで何やってんのよ」と言って胸をグイッと刺されて痛くなった。慌てて外に逃げた。そして隣のマンションに行って、そこの踊り場のところで倒れているのを牛乳配達員が見つけた。ということで119番されて、救急病院に運ばれ、そのあと亡くなりました。我々のところで司法解剖ということになりました。

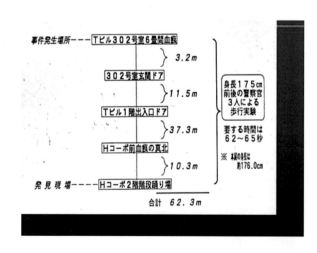

事件発生場所ーーーTビル302号室6畳間血痕
　　　　　　　　　　↓3.2m
　　　　　　302号室玄関ドア
　　　　　　　　　　↓11.5m
　　　　　　Tビル1階出入口ドア
　　　　　　　　　　↓37.3m
　　　　　　Hコーポ前血痕の真北
　　　　　　　　　　↓10.3m
発見現場ーーーHコーポ2階階段踊り場

合計　62.3m

身長175cm前後の警察官3人による歩行実験

要する時間は62～65秒

※模の身長
約176.0cm

向こうのマンションのところから、手前のマンションの2階のところまで逃げたのですけれども、どのくらいの時間で逃げたのか。身長175cm前後の似ている警察官3人に実験してもらった。刺されたとき、うっ、やりやがったなと演技をしながらヨロヨロっと行くと、その自宅から玄関まで3.2m、玄関を出て1階までが11.5m、隣のビルまでが37.3m、そして隣のビルの踊り場までが10.3m、合計62.3m歩いた実験をした。平均ですけれども、大体1分ちょっとでした。

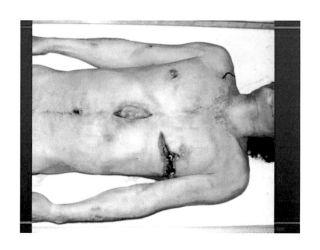

　この方は輸液が2850ml、輸血が
800ml でした。全身麻酔でお腹も
開けて、心臓マッサージもやりま
したけれどもだめだった。お腹の
ほうが切られているのは、心臓マ
ッサージをやるためにこっちを切
って、左の胸のほうも先生が切っ
た。メスによる切創です。本当の
創はちょっと上に出ているところ
だけです。

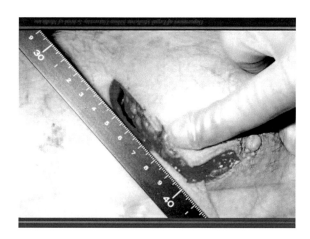

　この乳頭のほうに向かっている
ところが元の損傷です。上剣端は
鋭い。下側はちょっとメスで切ら
れちゃっているのでわからないけ
れども、先生が切っているのは 1
回切って失敗して、またもう 1 回
切り直している。2 回切りにして
いる。これはメスによる切創です。

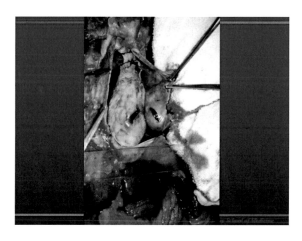

　解剖してみますと、心臓のとこ
ろに大きな刃物による刺創があっ
た。そしてその心臓のまわりに袋
になっている心嚢というところに
も、大きな刺創があって、その周
りに粘膜下出血している。

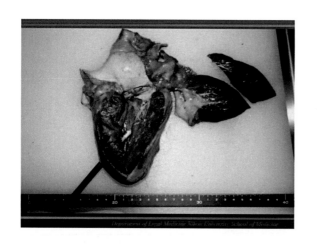

その刺創はどこまでいったかと見ると、心臓の中まで達していた。心臓の中まで刺されているのに六十何 m 歩いていたということになった。「先生ウソついちゃいけないですよ。心臓やられたら、うっ、やりやがったな、ドテというのがテレビじゃないですか。」そういうのをマスゴミと言うんだ。次の表の一覧表見て下さい。

報告者	性別	年齢	死亡までの時間	損傷状況	死亡までの行動
Mueller 他 1939	男			右房刺創	ひとりで５００ｍ歩行 病院到着後死亡
Davidson 他 1956			1 時間半		６００ヤード（約５５０ｍ）歩行
錫屋 他 1949	男	22？		右房破裂	数百ｍ歩行と推定
友永 1954	男	21		左室1.3cm長刺創	２００ｍを走り、路傍にすわり相手と問答のすえ死亡
	女	28		左室1.5cm長刺創	雨戸を開け急坂を５０ｍ走り隣家の土間を５ｍ歩行「強盗！」と連呼しつつ倒れて死亡
松永 他 1955	男	26	10 分	左室3.3cm長刺創	１７０ｍを走り、入院後死亡
城 1956				右室より左室に刺入	１２０ｍの坂道を走って倒れる
広中 1956	男	19	50 分	右室刺通	１５０ｍ走って倒れ、病院で死亡
八十島 他 1966	男	6		左室腔に達する刺創	５０ｍ走って死亡
塩野 他 1983	男	44	約 2 時間	左室腔に達する刺創	自殺目的：凶器を洗い、着衣を何回も着替え、昼食後死亡

心臓損傷後死亡例の生存期間および行動

※ 松倉豊治、加島殷：心臓および重要血管損傷死の統計的観察。日新医学．48：1-19；1961 の表を修正したもの

見てわかりますように、ドイツのMueller さんっていうのが書いていますけれど、右心房刺されているのに、一人で500m 歩いて病院到着後死亡。ドイツ人は凄いよね。Davidson の報告では、600 ヤード、約550m 歩いた。世界新記録。おいおい本当かよ。その下のほうを見てゆくと、日本の事例もたくさんあります。友永先生というのは、熊本大ですけれども、さすがに熊本人凄いです。左心室 1.3cm の長さの刺創があるのに、200m を走り、道路わきに座り、相手と問答の上死んだ。さすが熊本人、違うよね。女の人28歳。もっと凄いです。左心室を刺されているのに、雨戸を開けて急な坂を 50m 走り、隣の家の土間を 5m 歩いて、「強盗、強盗！」と連呼しつつ倒れて死亡した。熊本人凄いよ。

心臓刺されたって死なない。別な場所ですけれども、松永先生の報告では、左心室 3.3cm の長さに刺されているのに、170m 走り入院後死亡。120m、150m、50m。一番下は北海道の事例です。44 歳の男が、左心室腔に達する刺創を受けたのに、自殺目的の凶器を洗い、着衣を何回も着替えて昼食後に死亡した。自分で刺して、そのあと凶器を洗って、着衣を着替

えている。こういうことができるのです。皆さん、心臓を刺されたからボックリ死ぬなんて、何を考えているんですかということを、このデータが教えてくれています。

心臓損傷の生存例

報告者 報告年	性別	年齢	受傷後〜病院到着・手術開始までの時間	損傷状況
三角 他 1986	男	29	30分（病院到着）4時間（手術開始）	右室・左室刺創 ショック・血胸
	男	44	1.5時間（病院到着）2.5時間（手術開始）	左室刺創 ショック・心タンポナーデ
	女	23	6時間（病院到着）12時間（手術開始）	受傷12時間後に心タンポナーデ 左室刺創・左肺内血腫
谷岡 他 1986	男	62	約20分？（病院到着）（約50m犯人を追跡）約30〜40分？（手術開始）	右室刺創・右冠状動脈後下行枝切断
平田 他 1988	男	23	20分（病院到着）2時間（手術開始）	左室刺創・右肺損傷
宋 他 1989	女	44	40分（病院到着）3時間（手術開始）	右室刺創・心タンポナーデ

内ヶ崎西作・三ッ木義弘・大野曜吉・鉄　堅・押田茂實：
心刺創を負いながらも自力で約60メートル移動した1例、
法医学の実際と研究、36巻、191-195頁．1993年。

　それだけではありません。今度は助かった人です。三角先生という人の3例の症例がありますけれども、29歳の男は、30分後刺されてから病院に来まして、右心室・左心室両方に刺創があるのに、なんと手術開始まで4時間かかったのに助かった。44歳の男は、1.5時間病院到着までかかって、手術開始まで2.5時間かかっているのに、心タンポナーデ[2]まであったのに助かった。女の人23歳、6時間かかって病院に来て、手術開始まで12時間かかったのに、なんと心タンポナーデもあるのだけれども助かりました。刺されて助かっているのです。まだまだほかにもある。左心室・右心室刺されても、実際助かっています。
　私たちは論文にしました。心臓刺創を負いながらも、自力で約60m移動した一例ということで書いて出したのですけれども、その時に世界中の文献を調べてみるとこうなっていました。実はそのあと私が解剖したケースでは、刺されたあとに病院に運び込まれて救急のところで手術して一時助かったのですけれども、2日後に急死した。それを司法解剖したこともあります。

---

[2] 心タンポナーデ：心臓を包んでいる2層の膜（心膜）の間に体液などの血液が貯留し、心臓が圧迫されること。

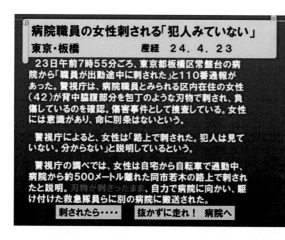

病院職員の女性刺される「犯人みていない」

東京・板橋　　　　産経　24.4.23

23日午前7時55分ごろ、東京都板橋区常盤台の病院から「職員が出勤途中に刺された」と110番通報があった。警視庁は、病院職員とみられる区内在住の女性（42）が背中脇腹部分を包丁のような刃物で刺され、負傷しているのを確認。傷害事件として捜査している。女性には意識があり、命に別条はないという。

警視庁によると、女性は「路上で刺された。犯人は見ていない。分からない」と説明しているという。

警視庁の調べでは、女性は自宅から自転車で通勤中、病院から約500メートル離れた同市若木の路上で刺されたと説明。自力で病院に向かい、駆け付けた救急隊員らに別の病院に搬送された。

刺されたら････　　抜かずに走れ！病院へ

病院の職員の女性が刺されて、犯人が誰だか見ていませんけれども、刃物が刺さったまま自力で病院に向かい助かった。学生達に言っていました。「刺されたら凶器を抜くんじゃない。そのまま走って病院に行くのだ」と教えた。学生たちは必死になって、もちろん筆記もしましたけれども、頭に残っていたのです。

実例があります。医学部の学生でした。卒業試験の勉強中に同棲中の女性と別れ話になって、背中を向けて受験勉強をしていたら、背中に熱いものを感じた。あっ、押田先生が言ったやつだといって、そのままダーッと大学病院に刃物を刺されたまま逃げて助かりまして、今整形外科医になっています。押田先生が命の恩人だと言ってくれています。

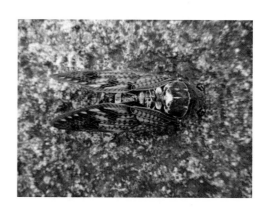

Man walks into knife sticking out of his back

By Jamie Schram　June 24, McDonald's with 2014 | 4:23pm

[ニューヨーク 25日 ロイター]-けんかの仲裁に入り、背中を包丁で刺された男性がその状態のまま近くのマクドナルドに入店し、驚いた他の客に助けられる騒ぎがニューヨークのクイーンズであった。男性は病院に搬送されたが、その日のうちに退院した。

地元メディアによると、この男性はアンドリュー・ハーディさん（53）。ツイッターに投稿された写真からは、ハーディさんの背中に包丁が突き刺さり、着用した白いTシャツに血が染み込んでいる様子がうかがえる。

目撃者がCBSニュース系列の地元メディアに語ったところによると、ハーディさんは携帯電話で、家族とみられる親しい人物に「これが最後の会話になるかもしれない」などと話しながら店に入ってきたという。

背中に包丁刺さったままマクドナルドに来た人がいるという例があります。背中に刺さって血液が出ています。刃物を抜いちゃいけないのです。抜くと出血しちゃうのです。刺されたままで走る。これが私の教えです。

だから皆さん方も背中に痛みを感じたときには、絶対に後ろを振り向かないで、ダーッと走って病院に行く。これが大切です。

（7）銃による銃創

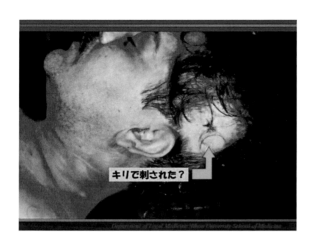

キリで刺された？

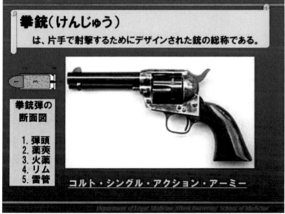

拳銃（けんじゅう）
は、片手で射撃するためにデザインされた銃の総称である。

拳銃弾の
断面図

1. 弾頭
2. 薬莢
3. 火薬
4. リム
5. 雷管

コルト・シングル・アクション・アーミー

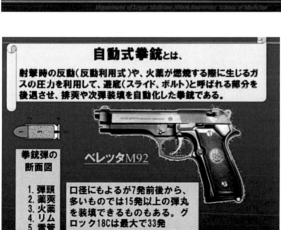

自動式拳銃とは、
射撃時の反動（反動利用式）や、火薬が燃焼する際に生じるガスの圧力を利用して、遊底（スライド、ボルト）と呼ばれる部分を後退させ、排莢や次弾装填を自動化した拳銃である。

拳銃弾の
断面図

1. 弾頭
2. 薬莢
3. 火薬
4. リム
5. 雷管

ベレッタM92

口径にもよるが7発前後から、多いものでは15発以上の弾丸を装填できるものもある。グロック18Cは最大で33発

　実例を見ましょう。左の耳の上のところになんかが刺さった。何かがここに刺さっている。キリで刺されたのかなって警察官は思った。これが有名な事件になってきます。

　実はこれは銃創なのです。

　そんなこともわからないで、現場にいたらだめだよ。拳銃というのは、片手で撃つためにデザインされた銃を拳銃というふうに定義されます。コルトとかアーミーとかいろいろあります。

　実際の弾丸ですけれども、先端部の1が弾頭です。次が薬きょうです。それを爆発させるための火薬があります。そしてそれに火をつけるようになっている。こういう仕組みになっている。

　実際に自動式の拳銃というのがありまして、これも似ていますけれども、6連発とか5連発になっています。下から弾をボコと入れるのです。口径にもよりますが、15発なんてのもあるそうですけれども、実際には同じです。

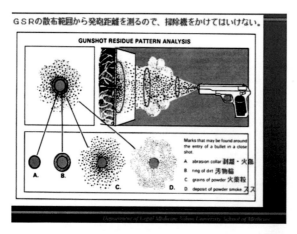

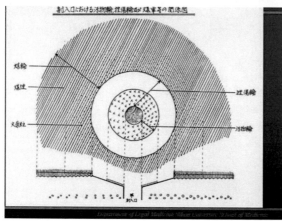

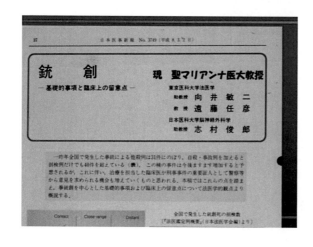

拳銃を発砲しますと、その時に高温の発射ガスが発生します。これがすすです。そこに鉛とかアンチモンとかバリウムとか色々なものが混ざっているのですけれども、これが付いたところを近射と言います。つまり、手前だと弾が通り抜けたあとにポツポツという粉末が付きます。これがないものを遠射と言います。詳細を見ると、どのくらいの距離から撃たれたのかもわかりますし、粉末を分析することによって、どんな拳銃で撃たれたかもわかります。

中心の拳銃の弾丸はあとからゆっくり検討すれば良いのですけれども、その周りにどのくらいの挫滅輪（ザメツリン）があるのか。周りにどのくらい粉末が飛び散っているのか。そしてその周りはどんな形になっているのか。こういうことを見てゆくと、損傷の銃弾だけではなくて、近射の場合にはどんなピストルで撃たれたかが想像つきます。

真ん中が弾が突き抜けたところですけれども、周りが焼けています。これはピストルの銃口を突き付けて、下のほうから斜めに弾丸が入っている、というようなことがわかります。これは接射です。

実際銃創のことを書いているのは、向井敏二[3]先生が一番日本では詳しいのです。沖縄にいた時にたくさん経験して、今聖マリアンナ

3 向井敏二：法医学者。日本大学医学部（昭和 56 年卒）、琉球大学医学部助教授、東京医大助教授。聖マリアンナ医大法医学教授。法医病理学、脳外傷、児童虐待、臨床法医学を担当。

医大の教授をやっています。彼が論文を書いています。この弾丸が発射されたときに、出てくる噴煙、その粉のポチポチ。それがどういうふうに付いているか。ある程度広がっているか、それがないか。この粉末がないのを遠射、そして粉末が付いているのを近射、そして皮膚に付けてドンと撃っているのを接射と言います。接射の場合には、射入口（シャニュウコウ）のほうが大きくて、射出口（シャシュツコウ）が小さい。普通の場合には、射入口が小さくて、射出口のほうが大きい、というのが特徴です。近射というのはどのくらいの距離でしょうか。近射というのは何 cm ぐらいだと思う？　粉が飛び散っているところ。

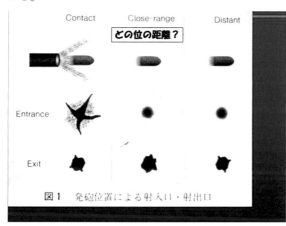

図1　発砲位置による射入口・射出口

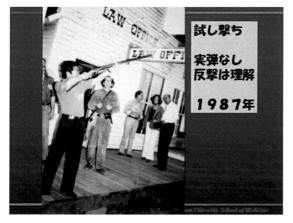

試し撃ち
実弾なし
反撃は理解
1987年

——1m ぐらいですか？

これは 30cm〜50cm 位です。普通に考える近射ではないのです。全然粉末がきてないところは、遠射なのです。こういうことを知らないと鑑定できません。

私はちょうど若い時ロサンゼルスへ出張しまして、こういう試し撃ちをさせてくれるチャンスがありました。実弾ではないのですけれども、ダーンとやったときの反撃とかは理解できます。私は、実弾は撃ったことがないが、こういう試し撃ちは経験させてもらっています。今ではハワイに行くと有料で実弾も撃たしてくれるそうです。

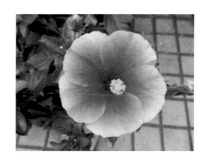

日本で多いのは実は散弾銃です。散弾の場合にはドワーッと小さい弾丸が飛び散りまして、こういう小さい弾丸が身体の中に入ります。これは散弾銃あるいはショットガンと言いますけれども、多数の小さい弾丸がバーッと広がってゆき、大体鳥を獲ったりするのに使われます。とにかく飛び散り具合がもう異様になっています。どういう弾丸を使うかによって違うのだそうですけれども、実際には広い範囲に飛び散っています。

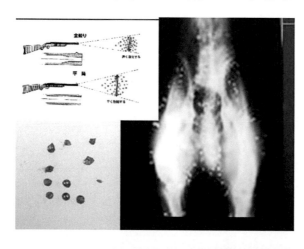

ご遺体の場合でもたくさんの弾丸が、100発、150発ぐらい入ってドワーッと飛んできますので、それをレントゲンで撮るとこうやってわかります。そうすると、どのくらいの距離から撃たれたかというのもおよそ推測がつきます。

よくあるように、鹿を駆除中に間違ってバーンと同僚を撃ち殺しちゃった。こんなことになります。撃った人が82歳で、撃たれた人が64歳ということですけれども、60mほど先にいた2頭の鹿を撃ったら、仕留めた鹿の後ろにいた人に当たってしまったという記事になっています。

さあ、そこでこれが今日の二つ目の大きな質問です。6つ弾丸が入っているので撃てば6つ弾丸が出ます。これどのくらいの正確性があるでしょうか。ちょっと聞いてみましょうか。このピストル、本物だと思いますか？　それともおもちゃだと思いますか？　人を殺せるかどうか？

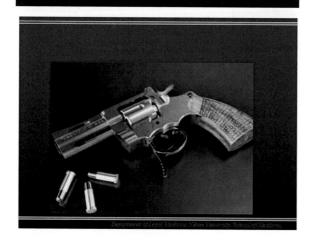

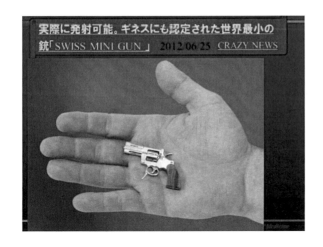

——殺せる。

てめえ！正直に吐け！この大きさだぞ。何考えているんだ！写真だけ見たら、えっ！と思うよね。精密にできているのです。小さいけれどもこの大きさでも人を殺せます。だから、何も持っていないようなふりをして、これを持って行ってドーンと撃って逃げれば大変です。手の中に入っています。これで実は人を殺せる能力はあるのです。こういうふうな世の中に今なっているということで、怖いなんてもんじゃないです。だから闇の世界でこういうものが出ているということを知っておく必要があります。これはギネスに認定された世界最小の銃で、人殺しに使える銃です。

2．創と傷の裁判

(1) 山中温泉事件

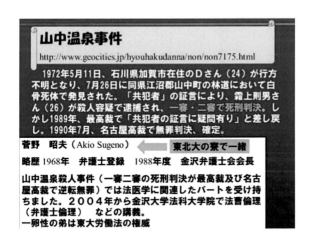

皆さんもだいぶ知識が増えてきました。実際の創と傷の裁判について少し話をしてゆきたいと思います。

一つ目は山中温泉事件です。これは石川県の事件なのです。私の大学時代の同じ寮にいた、菅野さんは一卵性の双生児の兄弟でした。

福島県の出身なのですけれども、二人を大学に出すほどお金がない。長男のおまえは商業高校に行け。次男は成績優秀だから、福島高校に行けということになったということでした。そしてそこから弟のほうは東大に入って、法学部を卒業して、なんと労働法の権威者になって、教授になって、日本のリーダーになってゆきました。兄のほうは冗談じゃない。弟は勉強ができるけれども、俺だって負けてるもんじゃない。商業高校に入ったのに、なんと東北大の法学部に現役で合格して来た。勉強している内容が、商業高校では全然違います。そして寮で同級生になって話をしたら、めちゃめちゃ頭が良い。それで友達になっていたら、卒業して20年ぐらい経ったときに、

35

「押田くん助けてくれ」。「なんだ？」「君は弁護士になって、石川県に行っていたよね」「そうなんだ。山中温泉事件と言うんだけれども、犯人だと言って逮捕されて、死刑判決が一審、二審出てるんだけれども、本人はやってないと言っているんだよ。なんとかしてくれ」ということで、おまえが言うんだったら、一生懸命やってやるからということになった。この件ではA大学の先生、こちらの件ではB大学の教授のところに行って鑑定書をお願いしてみなさいと指導しました。その結果一審、二審の死刑判決が、最高裁で差し戻して無罪になった。日本でも珍しい結果になりました。

　大学の同級生の仲間だから本気でアドバイスしました。東北大の寮で一緒だったことで、こういう判決にたどりつく。この事件がきっかけで次の事件に関係することになってきました。

（2）福井中学生殺人事件

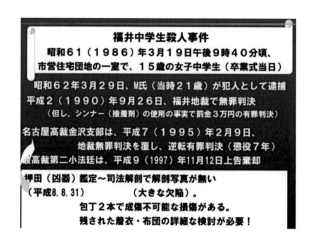

福井中学生殺人事件です。

　この当時忙しかったので、死刑とか無期懲役でないと、相談を受けなかったのです。一審判決が無罪で、控訴審で懲役７年。懲役７年なんか俺に相談するんじゃないよと言ったら、そこをなんとかと依頼された。山中温泉事件のときに来ていた弁護士の友人だから、じゃあしょうがないな、資料を見てやるかと見た。そうしたら、その犯人と言われているのはシンナーの使用者だという。おいおい、大丈夫かよと言ったんだけれども、実際に判決を色々調べてみたら、司法解剖しているのに解剖写真が１枚もない。いい加減にせえよ、そんな鑑定は信用できるか。

　そこで包丁が２本使われていたのですけれども、その包丁２本で成傷不可能な損傷がある。絶対にこの包丁ではできないぞということで、残された着衣とか布団の詳細な検討が必要であるけれども、その証拠写真も刑事裁判で出ていない、このような不備な証拠ではだめだろうという鑑定書を出したら、最高裁でポイッされ、上告棄却で懲役７年が確定しました。

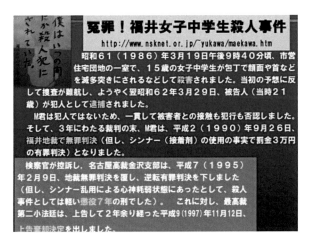

冤罪！福井女子中学生殺人事件
http://www.nsknet.or.jp/~yukawa/maekawa.htm

昭和61（1986）年3月19日午後9時40分頃、市営住宅団地の一室で、15歳の女子中学生が包丁で顔面や首などを滅多突きにされるなどして殺害されました。当初の予想に反して捜査が難航し、ようやく翌昭和62年3月29日、被告人（当時21歳）が犯人として逮捕されました。

M君は犯人ではないため、一貫して被害者との接触も犯行も否認しました。そして、3年にわたる裁判の末、M君は、平成2（1990）年9月26日、福井地裁で無罪判決（但し、シンナー（接着剤）の使用の事実で罰金3万円の有罪判決）となりました。

検察官が控訴し、名古屋高裁金沢支部は、平成7（1995）年2月9日、地裁無罪判決を覆し、逆転有罪判決を下しました（但し、シンナー乱用による心神耗弱状態にあったとして、殺人事件としては軽い懲役7年の刑でした）。 これに対し、最高裁第二小法廷は、上告して2年余り経った平成9（1997）年11月12日、上告棄却決定を出しました。

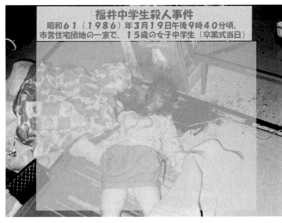

福井中学生殺人事件
昭和61（1986）年3月19日午後9時40分頃、市営住宅団地の一室で、15歳の女子中学生（卒業式当日）

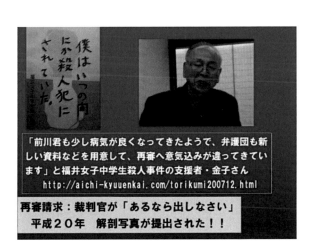

僕はいつの間にか殺人犯にされていた。

「前川君も少し病気が良くなってきたようで、弁護団も新しい資料などを用意して、再審へ意気込みが違ってきています」と福井女子中学生殺人事件の支援者・金子さん
http://aichi-kyuuenkai.com/torikumi200712.html

再審請求：裁判官が「あるなら出しなさい」
平成20年　解剖写真が提出された！！

このまま放っておくわけにはゆかない。「僕はいつの間にか殺人犯にされていたけれども、やってません」という本まで出版した。それからずっと関与していたのですけれども、再審開始の決定の判決が出たのですけれども、ところが控訴したところで、新しい証拠は何も出ていないのに取り消しになった。

これが犯行現場です。ちょっとそのままでは見せられないので、白いカバーをかけましたけれども、すごい現場で血だらけです。女子中学生が卒業式の日に殺されたのです。

これは捨ておくわけにはゆかないぞということで、意見書を書いた。しかし、解剖写真もない。着衣や布団の詳細なことも出てこない。こんなことで良いのかと意見書を出しましたのに、最高裁はとり上げなかった。

お父さんは怒っています。ふざけんじゃないよ。どうして大事なものが出てこないんだと言ったら、なんと裁判官が、あるなら出しなさいと言ったところ、解剖写真が出てきた。隠していた。最高裁まで騙して、解剖写真がないって言っていたのに、続々と出てきた。

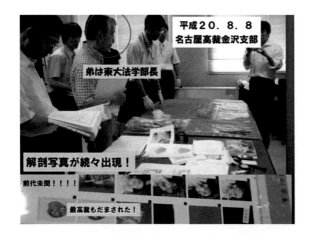

この写真の真ん中の人が菅野昭夫弁護士さんです。この人が頑張ってくれて、手前にいる人が福井の事件の担当の吉村悟弁護士ですけれども。解剖写真が山ほど出てきた。全部ないと言っていた。おいおい、これ冗談じゃねえだろ。

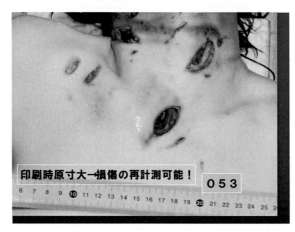

なんと下にメジャーが入っている写真が出てきた。メジャーが入っているということは、実物大に拡大された写真が作成できて、この損傷を測ってみると、測り方がインチキだということが全部バレた。それだけではありません。顔と首と胸のところだけに集中して、五十何ヶ所刺している。普通の状態ではない。

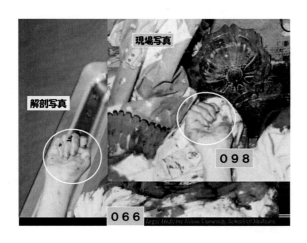

さらに驚くべき状況が発見されました。右上が現場写真です。そこに灰皿が血だらけになっています。左下が解剖時の写真です。右手の中指、薬指、小指に血液が付いている。現場の写真にはありません。偽造している。現場写真と解剖時の写真で違うということが判明した。

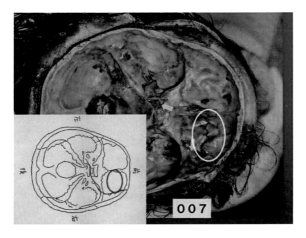

頭蓋骨の図が鑑定書にありました。解剖した人が描いている。この矢印のところに骨折があるという。それは確かにある。一方、この黄色い丸のところにある骨折はどうしたの。見逃している。書いてない。

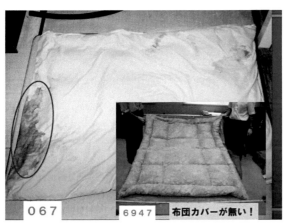

067

6947　布団カバーが無い！

現場で発見された布団には、布団カバーがあって、そこに大量の血液が付いていた。ところが開示された布団を見たら、布団カバーがない。布団カバーに付いている血液は大切な資料です。一番大切なものがない。こんなことで大丈夫ですか。一つひとつこれを鑑定書に書いた。

血が飛び散っていたのですけれども、そこをよく見てみると、電話の電源コードの写真が出てきました。写真によって状況が違う。現場が正確に再現されていない。

殺された人が電話をかけたかどうかということは大問題なのです。左が発見時に近いほうです。その後の右の写真では、電話機の位置が違います。誰かが偽造しているのです。

こんなに現場写真で食い違って良いのですかということを鑑定書に書いて提出した。

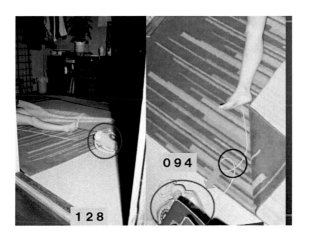

094

128

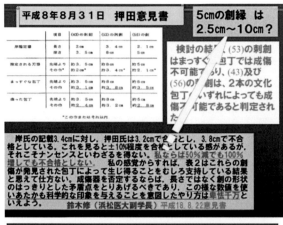

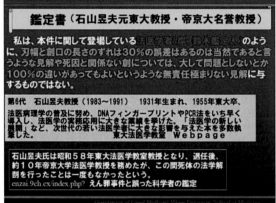

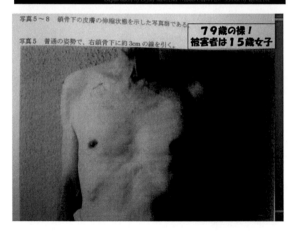

それに対して某大学の副学長が、押田氏の言っていることはおかしい。「私ならば50%減でも100%増しでも不合格としない。」長さ5cmと言うと、2.5cm～10cmを5cmと言うのだ。大丈夫か、この副学長。

こういうやり方は卑怯千万と、書かれた。こんなことで大丈夫なのでしょうか。

そこへ元東京大学の法医学教授が、「押田は信用できない」と書いた。自分でやってみたという。殺された人は15歳の女子中学生です。79歳のおじいさんが何すんだ、と思って読んでいったらとんでもないことが書いてありました。手を上げて死体が発見されたから、気をつけのまで刃物によって損傷を受けた状態から、手を上げてみたら、3cmあった線状痕が、肩をすくませると2cmになった。押田が言っていることは全部インチキだ。79歳の私の皮膚でもこうなるのだ。殺された人は女の子で、15歳だというのにこんなことを書いていました。

押田意見人が写真分析において、被害者の右肩が著しく挙上している点を見落したという点が、誤りを引き起こした原因であり、同人は鑑識眼の貧しさを心から反省すべきである。本文 84 ページに追加資料多数にわたって押田の悪口が延々と書かれてきた。これが刑事裁判の再審請求の現状です。

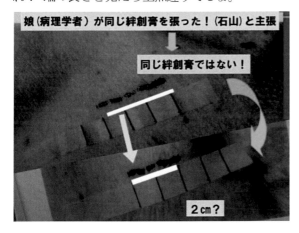

鑑定書（石山昱夫元東大教授・帝京大名誉教授）
84頁（22.9.10）追加鑑定書16頁（23.1.3）厚さ計5cm

通常の姿勢のままで刃物によって刺創を受けた状態で、肩をすくませて、鎖骨が挙上するような状態になった場合に創口は皮膚の収縮によって小さくなる可能性はないかという点について実験したところ、通常の姿勢（立位）で3cmあった線条は肩をすくませると2cm程度になった（本鑑定書添付写真5-8）。これは、私（79歳男、被害者は15歳女性！）が自分で（いい加減〜メジャーではない）実験した結果であり、その実験の結果を素人写真ではあるが、本意見書に添付したので参照されたい（老醜！）。なお、79歳の私の皮膚でも、この程度の皮膚の収縮効果が認められるのであるから、若年者について実験すれば、もっと有用な結果が得られるであろう（？）。　押田意見人が、写真分析において、被害者の右肩が著しく挙上している点を見落としたと言う点が誤りを引き起こした原因であるが、同人は鑑識眼の貧しさを心から反省すべきである。
？？？

「押田は法医学的に見て非常識。致命的と言っても過言ではない問題点がある。」「妄想とでも言うべき偏狭的な固定観念でやっている。」「同人は鑑識眼の貧しさを心から反省すべきである」とまで書いて、これでもまだ足らないというので1月3日付で、「良心のかけらもない不道徳漢の仕業。」「法医学者としては軽挙妄動的な行為だ。」さらにまた本文16ページ書いてきた。さすがにこれはマズいと思って、本当の裁判で、この1行については謝罪しました。ほかのものは訂正しません。普通にやったら3cm、肩を上げたら2cmになったという。

　証拠写真がこれです。同じ絆創膏で写真を撮ったと書いてある。同じ絆創膏ですか、これ？　端の長さを見たら全然違うでしょ。

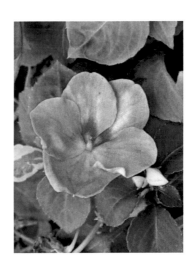

娘（病理学者）が同じ絆創膏を張った！（石山）と主張
同じ絆創膏ではない！
2cm？

　片方は1cm目盛りかもしれないけれども、下の方は1cmで線書いていますか。物差しじゃないのです。こんなのを証拠にして良いのですか。娘が某大学を出た病理学者で、同じ絆創膏を貼ったと主張している。これで大丈夫ですか？

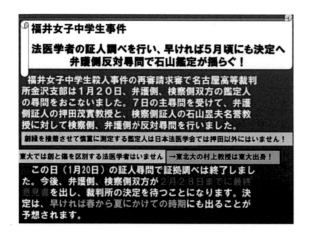

のを教えてくれたのは、村上先生で東大出身の人です。こういうのをウソ、インチキと言うのです。

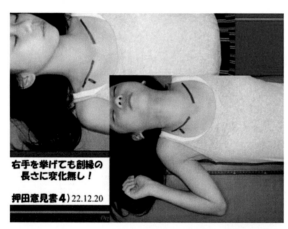

右手を挙げても創縁の長さに変化無し！

押田意見書4）22.12.20

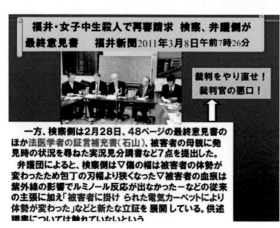

さすがにこの鑑定を許すわけにゆかない。創縁を接着させて慎重に測定する鑑定人は、日本法医学会では押田以外にはいませんとも書いてある。東大では創と傷を区別する法医学者はいません。こんなことを言っていて、「押田は異様だ。妄想だ。」という。私が教わった赤石先生の前の村上先生は、東大出身ですよ。その人が創と傷を分けろと厳しく言っている。刺創は接着して測れというこういうのをウソ、インチキと言

そこでボランティア15歳の女性に実際に書いてもらい。手を上げてもらっても、3cmは3cmなのです。変化ないです。これを意見書に写真を付けて出した。79歳のやった実験は信用できないでしょと、変わりがないんだからと。それでも裁判では無視されました。

最終的には、再審開始請求がどうなるでしょうか？　実際328ページにわたって、押田の鑑定を批判していた。最終的には、一度再審請求が認められた。しかし、高裁で新しい証拠は出ていないのにひっくり返って、最高裁で残念ながら再審開始を認めない決定をした。裁判をやり直せと石山氏の書類には裁判官の悪口まで実は書いていたのに、だから裁判官が気が付くかと思ったら、全部そこを飛ばしております。

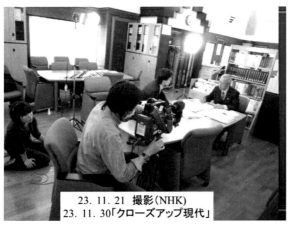

23. 11. 21 撮影（NHK）
23. 11. 30「クローズアップ現代」

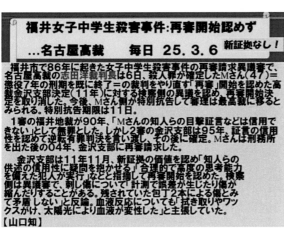

福井女子中学生殺害事件：再審開始認めず
…名古屋高裁　　毎日　25. 3. 6　新証拠なし！

福井市で86年に起きた女子中学生殺害事件の再審請求異議審で、名古屋高裁の志田洋裁判長は6日、殺人罪が確定したMさん（47）＝懲役7年の刑期を既に終了＝の裁判をやり直す「再審」開始を認めた高裁金沢支部決定（11年）に対する検察側の異議を認め、再審開始決定を取り消した。今後、Mさん側が特別抗告して審理は最高裁に移るとみられる。特別抗告期限は11日。

1審の福井地裁が90年、「Mさんの知人らの目撃証言などは信用できない」として無罪とした。しかし2審の金沢支部は95年、証言の信用性を認めて逆転有罪判決を言い渡し、その後に確定。Mさんは刑務所を出た後の04年、金沢支部に再審請求した。

金沢支部は11年11月、新証拠の価値を認め「知人らの供述の信用性に疑問を抱かせる」「合理的で高度の思考能力を備えた犯人が実行したなどと指摘して再審開始を認めた。検察側は異議審で、刺し傷について「計測で誤差が生じたり傷が縮んだりすることがある。残されていた包丁2本による傷とみて矛盾しない」と反論。血液反応についても「拭き取りやワックスがけ、太陽光により血液が変性した」と主張していた。【山口知】

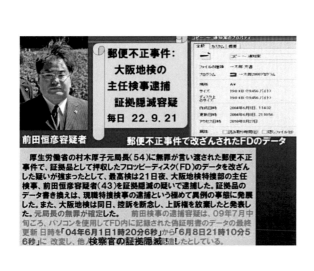

郵便不正事件：
大阪地検の
主任検事逮捕
証拠隠滅容疑
毎日　22. 9. 21

前田恒彦容疑者
郵便不正事件で改ざんされたFDのデータ

厚生労働省の村木厚子元局長（54）に無罪が言い渡された郵便不正事件で、証拠品として押収したフロッピーディスク（FD）のデータを改ざんした疑いが強まったとして、最高検は21日夜、大阪地検特捜部の主任検事、前田恒彦容疑者（43）を証拠隠滅容疑で逮捕した。証拠品のデータ書き換えは、現職特捜検事の逮捕という極めて異例の事態に発展した。また、大阪地検は同日、控訴を断念し、上訴権を放棄したと発表した。元局長の無罪が確定した。前田検事の逮捕容疑は、09年7月中旬ごろ、パソコンを使用してFD内に記録された偽証明書のデータの最終更新日時を「04年6月1日1時20分6秒」から「6月8日21時10分56秒」に改ざんし、他検察官の証拠隠滅したとしている。

　一度再審請求開始になったので、その時にマスコミは飛んで来ましたけれども、再審開始決定が覆った時には、どこのマスコミも取材に来ません。これをマスゴミと言うのです。実際この「クローズアップ現代」のときには、本当の凶器が合うか合わないかということで、再現実験をやったところの画まで全部出して報道してくれたのですけれども、残念ながらそういうふうにならないのが現状の裁判です。

　異議申立書も出したのですけれども、全然認めてくれません。新しい証人は1人も出ていないのに、それで決定しました。再審開始決定が出たのに名古屋高裁本庁で、ひっくり返りました。新しい証拠はないのにダメでした。現実の刑事裁判とはこういうものです。

　実際に検事が証拠を偽造するというのが報道に出ました。郵便不正事件で出ましたけれども、この再審判決の前にこのニュースが出ていれば、検察官はそういうふうにするかもしれないとなったのですけれども、出てきたのはそのあとだったのです。今では検察官が証拠に手を加えて隠滅するという実例まで出てきているわけですから、もっと慎重にやってほしいと私は思います。

（3）最後の司法解剖

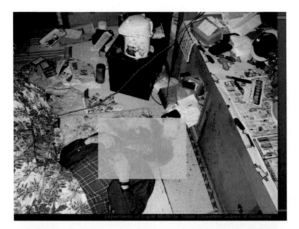

これは定年前の最後に司法解剖したケースです。これも現場写真ですから、血液がたくさんあります。血だらけですけれども、顔がたくさんやられています。さっきのケースも顔と胸で顔がたくさんやられて、これは恨みつらみが原因だと思われます。

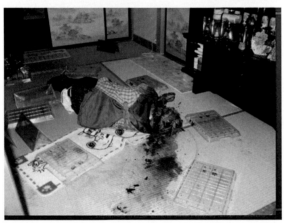

お金を貸してあげた人なんですけれども、その人がやられました。顔面は血だらけです。

奥さまも殺されました。奥さまは廊下をズリッと引きずられて血だらけでした。そして別な部屋まで引きずられて亡くなっていますけれども、頭のところも血だらけで引きずられています。手足は縛られています。

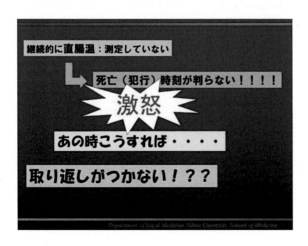

継続的に直腸温：測定していない

→ 死亡（犯行）時刻が判らない！！！！

激怒

あの時こうすれば・・・・

取り返しがつかない！？？

この二人の直腸内温度を測っていなかった。いつ死んだかということを検証するためには、直腸温を測らないといけない。

埼玉県警で、今から30年前に教えたのに、一番大切な事件で測っていなかった。こんなことでは犯行時刻がわからない。激怒しました。あの時こうすればとか、取り返しがつかないことが現場にはあるのです。

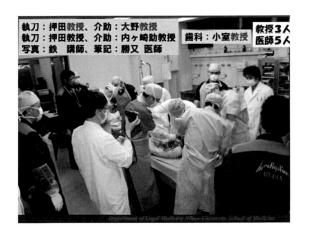

執刀：押田教授、介助：大野教授
執刀：押田教授、介助：内ヶ崎助教授　　歯科：小室教授
写真：鉄　講師、筆記：勝又　医師
教授3人
医師5人

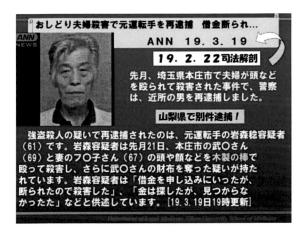

おしどり夫婦殺害で元運転手を再逮捕　借金断られ…
ANN 19. 3. 19
19. 2. 22司法解剖
先月、埼玉県本庄市で夫婦が頭などを殴られて殺害された事件で、警察は、近所の男を再逮捕しました。
山梨県で別件逮捕！
強盗殺人の疑いで再逮捕されたのは、元運転手の岩森稔容疑者（61）です。岩森容疑者は先月21日、本庄市の武〇さん（69）と妻のフ〇子さん（67）の頭や顔などを木製の棒で殴って殺害し、さらに武〇さんの財布を奪った疑いが持たれています。岩森容疑者は「借金を申し込みにいったが、断られたので殺害した」、「金は探したが、見つからなかった」などと供述しています。[19. 3. 19日19時更新]

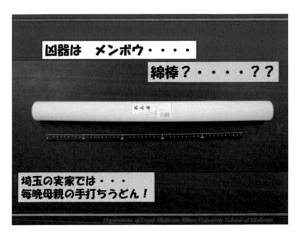

凶器は　メンボウ・・・・
綿棒？・・・・？？
埼玉の実家では・・・
毎晩母親の手打ちうどん！

　激怒したのですけれども、とにかく2人殺されているので、1人では完璧に解剖ができないので、たくさんの人が協力してくれて、教授3人、医師・歯科医師5人の8人で司法解剖して、これが実は現職で解剖した最後の事件です。

　犯人は捕まらない。昼飯を食べたので、胃内からラーメンが出てきたのだが、昼飯を何時につくったのかがわからない。その時直腸温を測っていれば、何時頃に死んでいる可能性があると推測できるのですけれども。

　犯人が捕まらなかったのに偶然別な県で捕まった人が、なんと埼玉県に足があるということでした。犯人の可能性があるということになってきました。捕まったのは約1ヶ月後です。そうしましたら、犯人が凶器はメンボウですと言った。あんな綿棒でできるわけないと思っていたら大間違いです。

　埼玉の北側のほうではメンボウというのは、麺棒なのです。麺をつくる棒を麺棒と言う。私の実家も埼玉の北のほうですけれども、この犯行現場のすぐ近くで、10km離れていない。毎日364日母親がこの麺棒で手づくりのうどんをつくってくれて、そして365日目には戸主の父親が白いご飯をつくるというのが、この地方の古い家の伝統なのです。この地方では麺棒は各家に必ず何本かあるのです。長いのが好きな人と、短いのが好きな人。長いのは1m50cmぐらいあるのです。麺棒でやったのか？　「この被害者の家にある麺棒でやりました。」ちょっと待てよ。

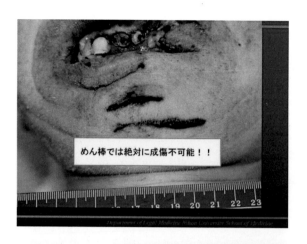

この顎の損傷は麺棒でできるか。麺棒では絶対できない。これは刃物または角のある鈍体の強い打撲でなきゃできない。丸い麺棒では絶対できないよ、と判断していたのに、犯人は麺棒でやりましたと主張した。証人に出るしかない。裁判官・検察官、弁護士の前に私が証人に出て、被告人の真ん前で、「これは麺棒ではできません。犯人はウソついています。」本当の凶器は自宅から持っていった？ これを持凶器（ジキョウキ）と言うのです。2人殺していますから自宅から凶器を持っていった場合は死刑。その場にあったものでやったら無期懲役。「これはどう考えたって麺棒じゃないよ。自宅から凶器かなんか持っていっているはずですよ」と証言した。

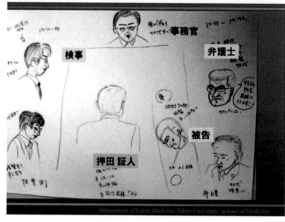

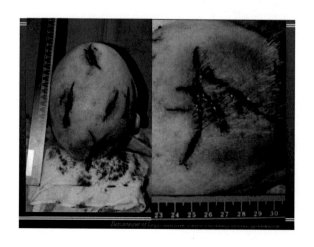

こちらの頭部の損傷は長い棒でもできるかもしれません。しかし、例えば右側のものはドーンとやったあとに、トントンってやったか。違うのです。斜めの損傷が先で後が縦なのです。損傷の順番までわかるのです。そういうことを見てゆくのを解剖鑑定といいます。もっと凄いのがあります。

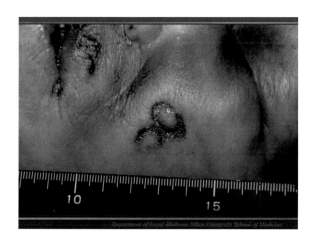

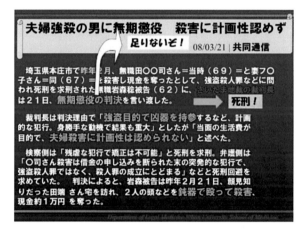

これは麺棒ではできない。何か八の字型をしたものを押し付けたかなんかしない限りできない。だから全貌がわからないで裁判やっているのはおかしいんじゃないですかと証言した。

一審判決は無期懲役。2人殺して無期懲役では足りないでしょう。控訴！と言って控訴して、死刑が最高裁で確定しました。どう考えても、被告人は反省していない。凶器なんか持っていっていません。手足を縛った紐はどこから持ってきたのか？　そういうことで、どう考えても被告人が反省の色もない。それもお金を借りていて、返してまた貸してくださいと言ったら、前回のこともあるから今回は貸さないよと言ったら、やられたという。お昼ご飯にラーメンを食べているのに、食べたあとにやられている。おかしいだろうということで、最高裁で死刑が確定した。私が解剖した司法解剖の中で、最後の解剖が死刑判決になっています。

そしてそのあと、私は20年以上にわたり大変ご苦労さまでしたということで、さいたま地方検察庁から表彰状、それから埼玉県警本部長からも感謝状、そしてさらに警察庁長官協力章ももらっています。普通の人はもらえません。特に東京で持っている人は少ないです。なぜかって言うと、20年以上

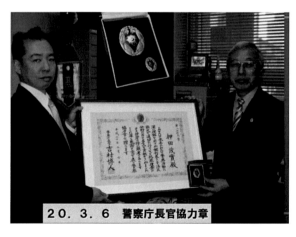

20.3.6　警察庁長官協力章

一つの大学で教授を務めた人でないともらえない。だからある程度経って偉くなってから転勤してくる人が多いので、もらっている人はほとんどいません。

3．交通事故

（1）道路交通法

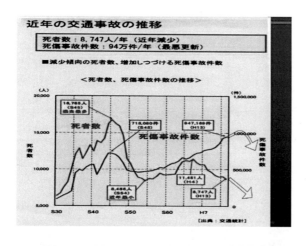

　もう一つ損傷として、関係があるのは、交通事故です。

　交通事故は、昭和40年代には100万件も超えて、死亡者が1万6000人を超えた。交通安全がだんだんシステム化されて減ってきまして、現在では交通事故死者数は1万人以下と減って、さらに7000人、4000人と減ってきています。交通事故の件数はその割には減っていません。死亡者が著明に減っています。

　道路交通法は交通免許証を持っている人は知っていますけれども、もう一度読み直してください。この法律で言う道路というのは何かというと、道路というのは、ここに規定している道路です。何を言っているかわかりません。しかし、言っている内容は大切なことです。私有地では交通事故になりません。道路ではないからです。それから大学とか、小中学校の校庭で事故が起こったときにも道路ではありません。だから交通事故に入らない。こういうことを知っていますか？

　道路交通法では色々なことを規定しています。車両とはなに？自動車とはなに？自動車に定義できないようなものができていませんか？ だんだん難しくなってきました。

48

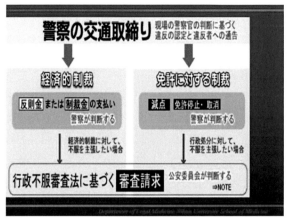

警察の取り締まりにもいろいろありますけれども、免許に関する判断としては、最終的には免許取消あるいは減点もあります。

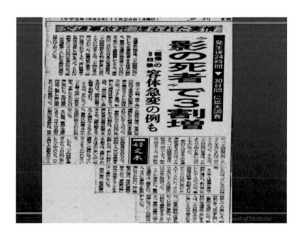

実際には反則金というのも出てきましたけれども、反則金と罰金は全然違います。反則金というのは、違反だけれども軽いものであって、お金を一定期間の間に払いさえすれば、それで終ることになります。なくなるわけじゃなくて、それで手続きは終わりなのです。ところが、この一定期間の8日以内に納めない場合には、今度は別な裁判になり、これは罰金になってきます。罰金は刑罰です。反則金は刑罰になりません。お金を払いさえすれば刑罰には数えません。

(2) 交通事故の死者の数問題

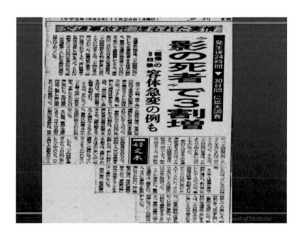

そこへもう一つ大きな問題があります。交通事故で1万人死んだとか8000人死んだといっているのが実は嘘八百？ これは24時間以内に死んだ交通事故の数です。

交通事故の場合には24時間以内に死ななきゃいけないという決まりがどこにあるのですか。

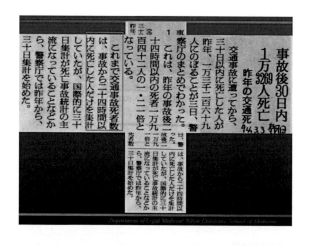

全国の交通事故死者、2年連続5000人台
産経　21.1.2

昨年の全国の交通事故死者数が5155人（前年比589人減）となり、2年連続で5000人台にとどまったことが2日、警察庁交通企画課のまとめで分かった。8年連続の減少で、平成22年までに年間の事故死者数5500人以下を目指す「第8次交通安全基本計画」を2年早く達成した。

統計によると、事故死者数がもっとも多かったのは愛知で276人。以下、埼玉（232人）▽北海道（228人）▽東京（218人）▽千葉（213人）―と続く。一方、死者数が少なかったのは、鳥取（30人）▽長崎（40人）▽島根・徳島（42人）▽沖縄43人―となっている。

また、事故発生件数は76万5510件で、負傷者数は94万4071人。いずれも過去最悪だった16年から4年連続で減少した。

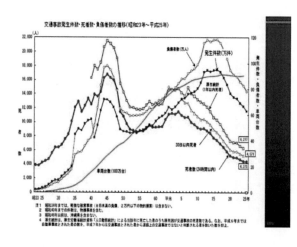

交通事故発生件数・死者数・負傷者数の推移（昭和23年～平成25年）

実際に交通事故に遭ったあと、余りにも長いのは困っちゃうので30日以内となりました。死んだ人をなんとかして集計してください。なぜかって言うと、世界の交通事故データというのは、1日以内に死んだ交通事故ではないのです。30日以内に死んだ人を交通事故と言っているからです。それと合わせるためにもう一度数え直してください。実際には1万942人の人が24時間以内だった。それを30日以内にしたら、1万3269人。国で発表していた数字と違う大きな数字が出てきた。

これが国際的に通用する数字なのです。こういうことを知っておく必要があります。

そういう意味で、2年連続で5000人台というのはウソです。

これは24時間以内に死亡した交通事故のことを言っているだけです。ですから、よく考えてゆかなければいけない。

よく見てください。赤い点々はどんどん減っています。確かに減っています。ところが、上のほうにいっている茶色いのを見てください。負傷者の数はそんなに減っていません。今でもかなりの人が交通事故でけがをしている。

死ななくなっただけ。つまり今東京都内で死んでいる人は、スピードが出ませんので、お年寄りか小さい子どもです。大人は車に引かれてもほとんど助かり、交通事故死亡者にはなっていない。それも30日以内で数えていないから。交通事故の死亡発生件数は減っています。新車の販売台数もドーッと減っています。景気と連動しています。確

かに30日以内の死者数も減ってはきていますけれども、3000人台を下回ってはいません。

（3）車の事故の特徴

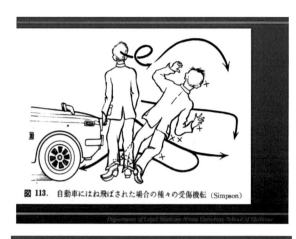

図 113. 自動車にはね飛ばされた場合の種々の受傷機転（Simpson）

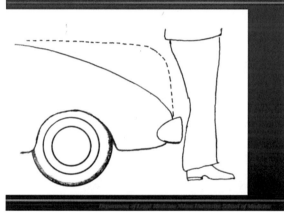

車の交通事故というときには、車と関係しなければいけません。一番交通事故の特徴となるのは、立っている人がドーンと車にぶつけられたときに、バンパーによる下腿部の骨折。それから腰、肘、手、頭が地球という鈍体に打撲する。これが特徴です。バンパーがあるのですけれども、最近ではフロントのところが斜めになっています。そうすると、ドーンと当たると足がすくわれて車体の上に乗る。特に前のところに乗って、それで今度振り落とされて、死亡する確率も出てくるわけです。もう一つ、前のところの形が色々変わっています。特に最近ではキャラバン車も増えています。そうすると、最初から頭がゴーンと当たる。こういうケースも増えてきています。ですから損傷の形によって、どんな車でどういうふうに受傷したのだろうかということを推察してゆく必要があります。つまり、すくわれてフロントのところに乗ったのか、それともそのまま地球の方に倒れたのか、こういうように損傷を分けて考えます。

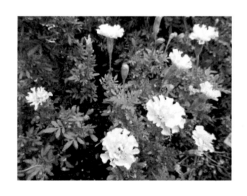

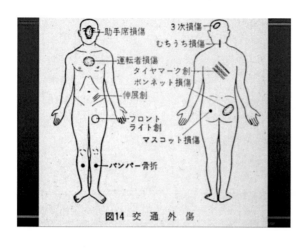

図14 交通外傷

　実際に胸の真ん中にある損傷は、大体ハンドルにバーンと当たったとして、運転者の損傷と見られます。それに対して背中にあるのは、普通は出ませんけれども、そこにタイヤのマークがあると轢かれたね。あるいはお尻のところとか、鼠径部になにかあると、フロントのところの、ライトのところに当たっている。それからバンパー骨折は下腿部のところですが、ブレーキをかけますので、バンパーは沈み込みますので、普通のバンパーの高さよりも低くなります。両下腿が骨折していれば、これはバンパー骨折がまず考えられます。こういうふうにして損傷を見てゆきます。

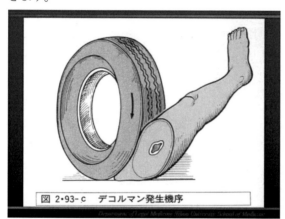

図 2・93-c　デコルマン発生機序

　一番大事なもので、これがあれば交通事故というのは、デコルマンと言います。タイヤが回って走行してゆくのですけれども、その時に太ももなんかの皮膚がモリモリと引きずり込まれてゆく。その結果、皮下に下部組織とはがれて出血等が貯まっているのが判ります。

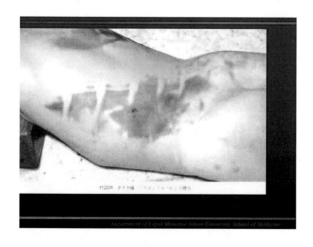

　そうすると、そこにタイヤマークが付きます。これがあれば100％交通事故というふうに言います。今までの損傷を見ても、本当にそれが車によるものなのか、誰かが見ていたのかということを確認しないと交通事故と確定はできません。

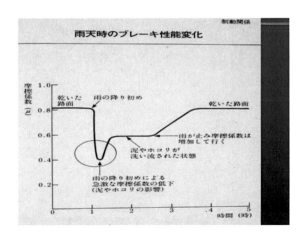

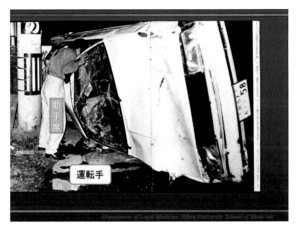

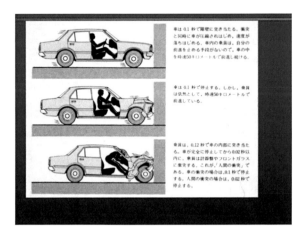

　雨の日にブレーキかけますと、滑っていって摩擦係数がドーンと減っているのです。だから夕方の小雨が一番怖い。こういうことは知っていると思います。

　運転手はハンドルを握っているので死亡しにくい。助手席は事故を認識しないでよそ見したり話をしたりしているので死亡しやすい。本にこう書いてあります。

　おーい大丈夫かと言っている人。実はこの人が助手席に座っていた。ドーンとなったときフロントガラスを越えて、外へ飛び出して一回転して助かった。おーい大丈夫じゃないですよ。下を見てください。運転手が下で死んでいますよ。これが運転手です。だから運転手は死ぬことが少なくて、助手席が死にやすいっていうのは、そういう傾向はあるのですけれども、いつもそうではない。助手席の人が助かって、おーい大丈夫か、どこにいるのだ、運転手はもう下に挟まれて死んでいました。

　車が何か壁にドーンと当たると、身体が前にドーンと行って、フロントガラスに当たり、ハンドルに胸を打たれて、肋骨骨折や胸と背骨の間で心臓破裂が起こります。

　これを防ごうということで始まったのがシートベルトです。

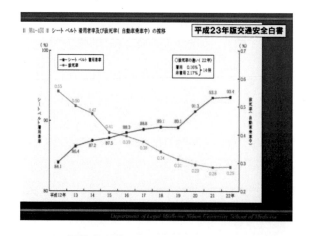

今ではシートベルトは常識でありまして、シートベルトをかけますと、物凄く致死率が下がる。これは本当です。

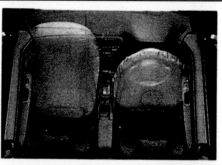

エアバッグは何故後部座席にない？

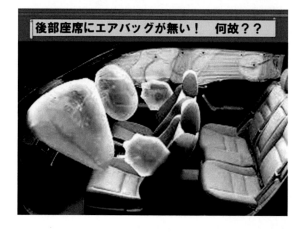

後部座席にエアバッグが無い！　何故？？

エアバックがどこにあるのだか知っていますか？

ボーンと、一瞬でふくらむのです。わかっていますか。実際に見たことのある人は少ないと思いますが、零点何秒でドーンと膨らみます。助手席のほうが大きいのです。ところが、このままだと前が見えなくて危ないので、ボーンと拡大したあとにまた一瞬の間にシューンと萎む。これがフロントエアバッグです。

後部座席にエアバッグはない。前のほうはあるし横にも付いています。後部座席になんでエアバッグはないのでしょうか？　じゃあこちらの方に聞いてみます。どうぞ。

——前の席が柔らかいからですか？

54

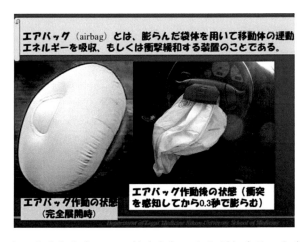

エアバッグ（airbag）とは、膨らんだ袋体を用いて移動体の運動エネルギーを吸収、もしくは衝撃緩和する装置のことである。

エアバッグ作動の状態
（完全展開時）

エアバッグ作動後の状態（衝突を感知してから0.3秒で膨らむ）

後部座席にエアバッグをつくったら何が起こるか。車の中は一応密室状態に近いのです。前のところと、もっとデカい助手席みたいなエアバックを、後ろの座席2つに付けたらどうなりますか。バーンとなった瞬間に気圧が変わって、全員耳が聞こえなくなります。鼓膜が断裂しちゃうからです。だから後部座席にはつくれない。小さいのが横にできている。こんなことも知らないで、皆さん知ったかぶりするのをやめなさい。後部座席には絶対にできません。オープンカーだったら大丈夫です。このエアバッグはバーンと開いたあと、ブシュッと萎えます。

```
犯 人 隠 避 被 告 事 件
    発生；平成25年4月13日午前1時45分頃
宮城県郡部〇〇付近道路
道路交通法違反（酒気帯び運転、事故不申告）
運転者は？　40代　女性（会社員）　男性（会社員）
・飲酒の事実：当初、飲酒した店について虚偽の説明。
・女性運転手で激突（エアバッグ）後、呆然としていたので、
　男性が運転席に交代し、エンジンを切り、男性が現場を離れた。
・現場の近くの消防署職員が2階から目撃した（男性が運
　転席からでてきた～運転交代後を目撃？）。
・エアバッグの鑑定嘱託（25.11.19：7月後）綿棒からDNA
　型鑑定　鑑定書提出（26.1.9　宮城県科捜研）
　　　　　　　　　　　　　11.21.～11.26実施
上半分より女性のDNA型13座位検出（9座位男性と類似？）
逮捕：26.6.15　女性逮捕（犯人隠避）
26.7.2　女性のDNA型が検出された捜査報告書作成
```

```
犯 人 隠 避 被 告 事 件
    発生；平成25年4月13日午前1時45分頃
運転者は？　40代　　女性（会社員）　男性（会社員）
起訴：26.7.4（副検事）
　菅原弁護士。十河（そごう）弁護士（東北大奇術研究会出身）
　26年10月31日午後1時30分～押田証人尋問（仙台地裁古川支部）
　　エアバッグに付着しているDNA型から運転者は女性と判断
判決：平成27年1月27日仙台地裁古川支部裁判官（山口）
　懲役1年（執行猶予3年）～犯人隠避被告事件
　男性に由来する微物等がエアバッグ表面から剥離
　　した可能性、劣化を否定できない
　　鑑定試料から男性のDNA型が検出されなかったと
　　しても、運転者が男性である可能性を否定するも
　　のとはいい難いというべきである。）　→控訴
```

犯人隠避被告事件というのが宮城県で発生したのです。道路交通法違反、酒気帯び運転と事故不申告の疑いなのですけれども、実際には運転者を交代したということになりました。女性が運転して激突したのだけれども、呆然としていたので、後ろに座っていた男性が運転席に交代して、エンジンを切って男性が事件現場を離れたと言ったのです。しかし、おまえウソついてんじゃねえ。現場の2階から消防署の職員が見ていたぞ。全部見たのですか。音がしたあとに目が覚めて、2階から見たら男の人が現場から逃げて行ったという。エアバッグのところから女性と似たDNA型が検出されている。これを男性が運転していたと警察は言っていた。

そうしたら、東北大学の奇術研究会出身の後輩の十河弘弁護士（現在仙台弁護士会会長、日本

弁護士会副会長）がこの弁護をしていまして、「押田先生、ウソときめつけている警察を許さないで助けてください」と言ってきた。奇術仲間で法学部出身の人は十何人といるのですけれども、弁護士になったのは１人だけです。「よし、おまえのために応援しよう」。地方裁判所で証言して、「これは女性のＤＮＡが付いているのだから、女性が運転していたのは間違いありません。ＤＮＡはウソつきではありません」と証言したら、信用できない。懲役１年、執行猶予３年、犯人隠避被告事件で有罪となりました。エアバッグというのは顔とか胸が付くわけです。男性のＤＮＡ型が付いたのを外して、女性のＤＮＡ型を付けるなんて絶対できないよ。

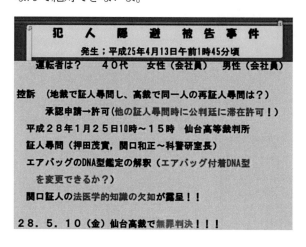

「そうかよしわかった！じゃあ、高裁のときにも、もう一回証言するからと申請してみろ」と助言した。鑑定人として再申請といったら、普通絶対認められない。押田先生の名前は、仙台高裁では有名ですから、「押田先生、結構です」。絶対に男性のＤＮＡ型が出ていないでしょ。男性が運転していた証拠なんてないですよ。女性の顔面が当たっている可能性が高いんじゃないですか、と証言しました。

控訴して当たり前の無罪。ＤＮＡ型鑑定をそんな簡単にでっち上げなんかできないんですよ。当たり前のことですよ、ということになった。ＤＮＡ型鑑定で無罪を証明してあげました。

（4）ドイツの事故検証

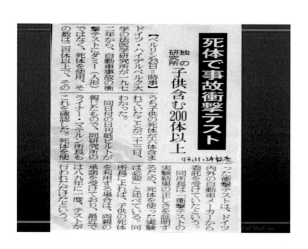

皆さんはドイツという国がどんな国だか知っていますか。今は首相が女性ですけれども、それだけではありません。ドイツでは、死体をそのまま解剖しないのです。死体を死体硬直が取れるまで置いて、運転席に座らせて、シートベルトをして、ドーンと実験をやってそのあと解剖する。死後変化で損傷があるのは死後できたもの、生活反応がある損傷は、生前の死因に関与している。子どもを含む

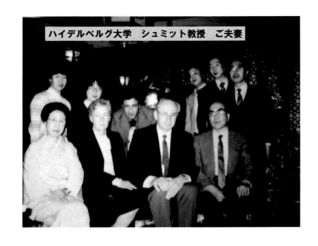

ハイデルベルグ大学　シュミット教授　ご夫妻

200体以上実験をしていた。

　ハイデルベルクの教授が日本に来てくれました。真ん中の人がシュミット教授で、講演をしてくださいました。日本の場合には、全部人形で実験です。ドイツでは死体でも実験をやるのです。そして、シートベルトをした場合としない場合でどういう損傷の差が出るかとか。ドイツの車が、安全性が高いという理由はそこでわかります。日本では絶対だめです。ドイツでは、医師は信用されているのです。安全性を確かめてご遺体を返していたのです。

（5）世界の事故率と車

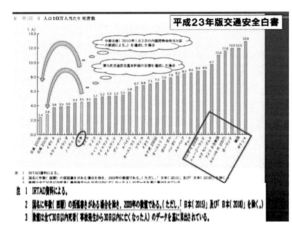

平成23年版交通安全白書

　世界の国はたくさんあります。日本では事故率が圧倒的に低いです。高い国はどこ？　しかし見ると人口が多いところではありません。だから事故がちょっと減るだけでも率は大きく減ります。

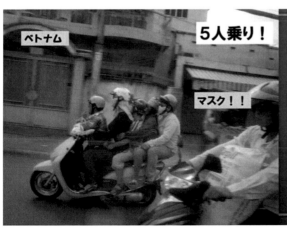

ベトナム　　5人乗り！　　マスク!!

　東南アジアではまだ四輪車ではなく、バイクが生活に定着しています。現実に2人乗りと思っていたところが、5人が乗っており、コロナ感染の時代ではないのに全員マスクをしていました。
　別の国ではバイクに6人乗り、更に犬2匹も乗っていました。

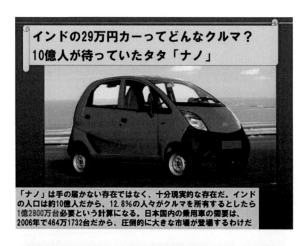

インドの29万円カーってどんなクルマ？
10億人が待っていたタタ「ナノ」

「ナノ」は手の届かない存在ではなく、十分現実的な存在だ。インドの人口は約10億人だから、12.8％の人々がクルマを所有するとしたら1億2800万台必要という計算になる。日本国内の乗用車の需要は、2006年で464万1732台だから、圧倒的に大きな市場が登場するわけだ

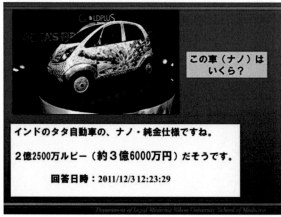

この車（ナノ）は
いくら？

インドのタタ自動車の、ナノ・純金仕様ですね。

２億2500万ルピー（約３億6000万円）だそうです。

回答日時：2011/12/3 12:23:29

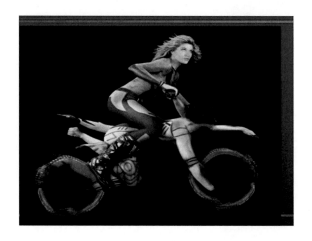

今では途上国の国で大きなベンツなんか買ってくれません。

なんとか安い車で29万円カー。「ナノ」って言うのですけれども、29万円の車ってどんな車だか知っていますか？

バックミラーは右だけ。左なし。もちろんエアバッグなし。とにかく最低金額です。

この車は違います。金ピカです。いくらぐらいするでしょう？

——1000万？

３億6000万円です。これは記念につくった車です。今ではインドで50万円の車をトヨタでもつくっているし、とにかく一人乗り、二人乗り、超小型。こういう小さい車は二人乗り。こういうものがどんどん出てきています。

それでは次のスライド、1秒だけお見せします。テストします。はい。じゃあ女性の方は何に乗っていたでしょうか？

——何に、バイクというかオートバイ。

てめえ正直に吐け。女性はなんに乗っていたのか。こんなことも見抜けないで、真相解明しようなんて考えたって駄目でしょう。

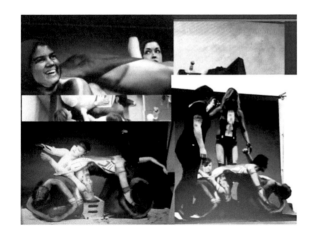

4人の人間の上に乗っていたのですよ。こんなこともわかんないで、皆さんは真相解明なんかできるなんて思ってはいけないと思います。

（6）最近の車の中

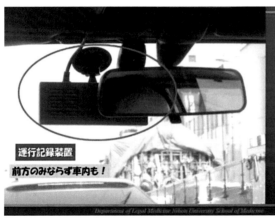

運行記録装置

前方のみならず車内も！

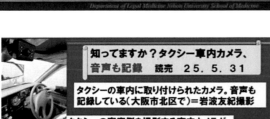

知ってますか？タクシー車内カメラ、音声も記録　読売　25.5.31

タクシーの車内に取り付けられたカメラ。音声も記録している（大阪市北区で）＝岩波友紀撮影

　タクシーの客席側を撮影する車内カメラが増えている。東京、大阪の法人経営のタクシーでは設置率が6割を超えている。主目的は防犯だが、そのカメラが、音声も記録していることをご存じだろうか。利用客は車内でビジネスや私的な関係の会話をすることが少なくない。プライバシー・個人情報保護の観点から「録音するなら、その旨を明示すべきだ」と改善を求める声が出ている。

　車内カメラは強盗などを防ぐため、ここ数年、急速に普及した。バックミラーのそばに、前方を撮るドライブレコーダーとともに取り付けられ、映像と音声を常に記録している。

　全タク連は2010年に改定した車内防犯カメラ運用基準で「音声も記録している場合は、その旨を表示することが望ましい」としており、「運用基準を周知したい」としている。

　最近では、車の中に録音・録画できるシステムがあるということを皆さんは知っていると思います。この車内で、「俺浮気してきて。帰りだよ」なんて話していると、全部証拠になって出てくる可能性があるということも知っておく必要があります。

　運行記録装置は、今録音・録画、室内で話した内容全部録音されております。タクシーの中でお話をするときにはプライバシーに気を付けていただきたいと思います。

　タクシーの車内でしゃべった内容は全部録音されているということも知っておく必要があります。

　それではまた来週お会いしたいと思います。今日はこれで終わります。

押田先生の最終法医学講義を受講して

　押田先生は医学部やロースクールで法医学の講義をされていました。
　今回一般人の私が、初めて先生の最終法医学講義を受講させて戴くことが出来て、貴重な体験をさせて戴く機会を与えて下さったことに、とても感謝しております。
　私の亡き夫は鳥取大学医学部の大学院博士課程で法医学を専攻して、後に東京都監察医務院の常勤医として勤務しておりました（70歳で急逝しました）。そのためか私自身も法医学関連のドラマや書物等には、深い関心を持っていました。
　先生は法医学に50年携わって来られた歴史があります。講義ではご自身が直接関与された事件・事故やDNA型鑑定のお話がメインでした。また先生が必要だと思えば、納得行くまで実験等を重ねて真実を掴むことに専念されている真摯な態度が、講義の中に垣間見られて尊敬もしました。
　また、先生は情報収集に長けていて、前日の情報を翌日の講義に取り入れられているのには驚きました。あらゆることに興味を持ちアンテナを張っておられるのでしょう。それと同じようにどんな些細なことでも見逃さない注意力を携えていなければ成立しない仕事だと気づかされました。被害者・加害者の人権や罪に大きく関わる仕事なので、神経を研ぎ澄ませて臨まれてこられたのだと感じました。
　講義の中に挿入されている風景や花等の写真も先生が撮影されたものです。何度か賞を取られたことのある腕前でプロと見間違える程の写真です。話の中にアクセントとなり、時には気が休まることもありました。また普通目の前ではなかなか見ることが出来ないマジックを披露して下さり、とても楽しかったです。バラエティーに富んだ先生の講義を受講して、とても勉強になりました。ますます法医学に興味を抱きました。
　ありがとうございました。

伏見　裕江

第六・講義

自殺と他殺

1．自殺とは

（1）自殺と認定する場合とは

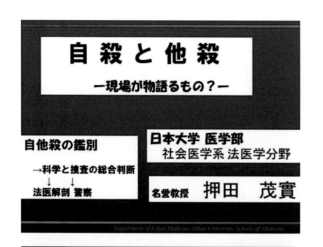

それでは、今日は「自殺と他殺」について話をしてゆきます。現場が何を物語っているでしょうか。まず最初に、自殺の実体について話をしてゆきます。自殺ということになりますと、それはどういう状況なのか。

まず、自殺と認定する場合の通則というのが一般的に言われています。大切なのは、1番の致死行為の方法を本人が成し得る。つまり、死んだ方法を自分がやっていると、こういうことです。そのほかに、自殺の場合には遺書があったり、あるいは日誌とか手紙、電話などで自殺の意思の表現があるということですが、それがあるだけでは、本当に自殺したのかどうかは確定してはいけません。

部屋を掃除したり、所持品を整理したり、普段あまり片付けない人が、片付けたりしているというのも、一つの自殺の場合に見られる現象ですけれども、致死行為の方法を本人が成し得るというのが一番重要であります。つまり、致死行為の方法を本人が成し得るということが証明できて、初めてこの人は自殺だと、こういう認定になります。

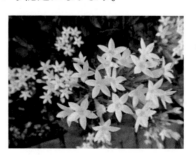

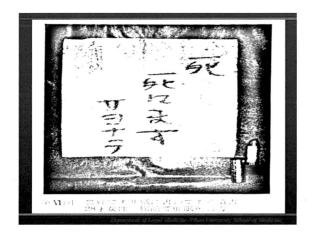

例えば、「死、死にます サヨナ
ラ」、これは口紅でちり紙に書い
てあったということですけれど
も、これは一応遺書というふうに
見て良いだろうかということに
なります。

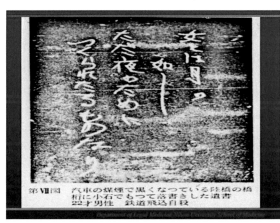

それから、汽車の煤で黒くなっ
ているところに、何か書いてあり
ます。「女とは月の如し、ただ夜の
ためにつくられたるものなり」。
何を書いているのだかよくわか
りませんけれども、小石でもって
そういう落書きをした。
　これも遺書かなということに
なりました。

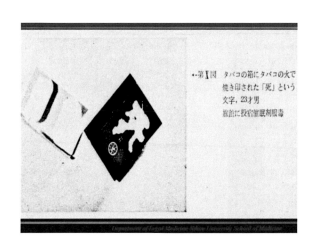

珍しいケースですけれども、タ
バコの箱にタバコの火で「死」と
いう字をわざわざ切り抜いてい
る人がいました。普通やろうと思
わないですけれども、そういうふ
うにして、死ということを必死に
なって考えていた。
　こういうケースもあります。

(2) 自殺者数の変化

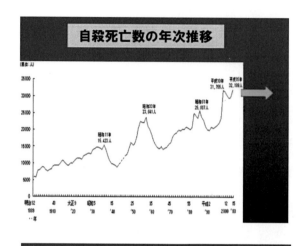

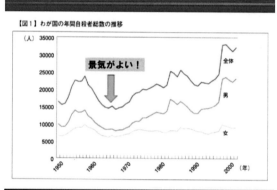

【図1】わが国の年間自殺者総数の推移

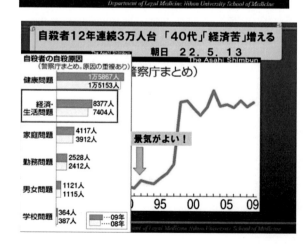

自殺者12年連続3万人台 「40代」「経済苦」増える
朝日 22. 5. 13

　戦前から自殺はどういうふうに変わってきただろうかということですけれども、時々高いピークがあって、また下がってゆきます。また高いピークがあって、また下がってゆきます。これは世相を表しているということになります。

　自殺者の推移ですけれども、それを見てみますと、ある時には男性も女性も減っているし、総数が減っています。これはなんでそんなに減る時があるのだろうか。最近のケースを見てみますと、この減っている時というのは何かと言うと、実は景気が良い時です。景気が良い時に自殺をしようなんて考える人は少ないのです。もう一つは戦争中に自殺をしようと考える人は、ほんの僅かです。通常、景気が悪くなってくると自殺者が増えてくる傾向にあります。

　この矢印の右側のほう、つまり1980年代の終わりにかけて、景気が悪くなってくる。それに伴って、自殺者の人の数は増えてくるという社会現象を表しています。

　1990年頃に下がっていったのですけれども、またドーンと上がってきます。つまり景気が悪くなってくると、こういうことになってきます。最近数年間は、3万人を超えるということで、前代未聞の数になってきました。そこに経済問題、生活問題がどんどん起こってくる。健康問題というのは、大体老人が悩むことですけれども、景気があまり良くないということを表しています。

（3） 都道府県別の自殺率

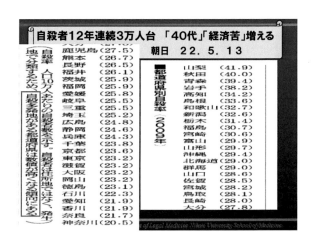

自殺者12年連続3万人台 「40代」「経済苦」増える
朝日 22.5.13

都道府県別自殺率（2009年）

山梨	（41.9）
秋田	（40.0）
青森	（39.4）
岩手	（38.2）
高知	（34.2）
島根	（33.6）
和歌山	（32.7）
新潟	（32.6）
栃木	（31.4）
福島	（30.7）
宮崎	（30.6）
富山	（29.9）
山形	（29.7）
沖縄	（29.4）
北海道	（29.0）
群馬	（29.0）
山口	（28.6）
佐賀	（28.5）
宮城	（28.1）
鳥取	（28.1）
長崎	（28.0）
大分	（27.8）

（自殺率 人口10万人あたりの自殺者数を示す。最多発地がある都道府県は数値が高くなる傾向にある）

（地域分類するため、最多発地がある都道府県は数値が高く、最多発地（注所轄）ではなく、発生）

鹿児島	（27.5）
熊本	（26.7）
長野	（26.5）
福井	（26.1）
茨城	（25.9）
愛媛	（25.8）
岐阜	（25.5）
三重	（25.5）
埼玉	（25.2）
広島	（24.8）
岡山	（24.6）
兵庫	（24.3）
千葉	（23.8）
京都	（23.6）
東京都	（23.2）
滋賀	（23.2）
大阪	（23.2）
岡山	（23.2）
徳島	（23.1）
石川	（22.3）
愛知	（21.9）
香川	（21.9）
奈良	（21.7）
神奈川	（20.5）

どの県で自殺率が高いのかというと、意外ですけれども、山梨県とか秋田県、青森県、岩手県が多いです。そして、少ないほうは、神奈川とか奈良、香川となっています。しかしそこにはいくつか問題があります。都道府県別の自殺者の実数では、東京、大阪など都市部が多いのですけれども、自殺率では山梨が1位だった時期が長かった。そして、次いで秋田、青森、岩手と、こういうふうになっていました。しかし、この自殺率を考えるときには、別なファクターを考える必要があります。つまり、自殺多発地がある都道府県は、数値が高くなる傾向にある。なぜかというと、自殺というふうに認定されているのは、ご遺体が発見されたところで数値が出てくるわけです。つまり、人口が少ないところでは、率はすぐに上下する可能性がある。こういうことを少し知っておく必要があります。

秋田県、19年ぶりに「自殺率1位」を返上　岩手県がワースト1に　27.6.5 産経

秋田県の人口10万人当たりの自殺率が、平成7年から19年間続いていた全国最悪を脱したことが5日、厚生労働省の26年人口動態統計で分かった。秋田県に代わって岩手県が全国で最も高くなった。

統計によると、秋田県の自殺率は26.0で、前年より0.5ポイント改善。岩手県は0.2ポイント悪化して26.6となった。佐竹敬久秋田県知事は記者団の取材に「ワーストは不名誉だった。努力が報われてうれしい」と話した。

一方、岩手県では、15年度から企業や民間医療機関との連携など対策を本格化させたばかり。県によると、東日本大震災による自殺者数は増えておらず、健康問題を理由とした50代男性や70代以上の女性の自殺が目立つという。担当者は「全国最悪は残念。県民が危機感を持つきっかけとなるよう、啓発を強化したい」と話した。

秋田県では、なんとかして自殺率1位というのを返上しようとして頑張って、なんとか最下位を免れたら、僅か0.2ポイントですけれども、岩手県が最下位になった。両県共に人口もあまり多くありませんので、少数の変化の影響で上がったり下がったりするわけです。実際には、そういうところよりも、いくつか社会問題があるのです。

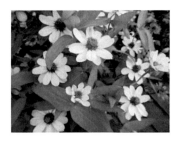

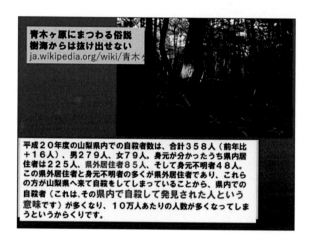

秋田の自殺率、ワースト返上 全国10位に改善
2021.6.5 河北新報

厚生労働省が4日公表した2020年の人口動態統計（概数）のうち、都道府県別の自殺率（人口10万当たりの自殺者数）で19年全国ワーストだった秋田は前年比2・8ポイント減の18・0で全国10位となり、大幅に改善した。19年にワースト2位だった岩手は0・7ポイント増の21・2となり、全国で最も高かった。 秋田は平成に入った1989年以降で最も良い順位だった。県内では15年度、身近な人の心の変化などに気付いて相談機関につなぐ「ゲートキーパー」の養成を開始。本年度は秋田大が自殺防止に特化した全国初の「自殺予防総合研究センター」を学内に設置した。
自殺者数は前年より29人少ない171人。県保健・疾病対策課の課長は「民間と連携した取り組みが浸透している結果だが、新型コロナウイルスの影響も見通せず、油断はできない」と気を引き締めた。一方、死亡率は9年連続の全国ワースト死因別はがんが全国で最も高かった。出生率、自然増減率、婚姻率は最下位だった。

平成20年度の山梨県内での自殺者数は、合計358人（前年比＋16人）、男279人、女79人。身元が分かったうち県内居住者は225人、県外居住者85人、そして身元不明者48人。この県外居住者と身元不明者の多くが県外居住者であり、これらの方が山梨県へ来て自殺をしてしまっていることから、県内での自殺者（これは、その県内で自殺して発見された人という意味です）が多くなり、10万人あたりの人数が多くなってしまうというからくりです。

秋田県と岩手県は、なんとかしてワースト1位にはならないようにと、秋田県では全国初の自殺予防総合研究センターというのを学内に設置したりしました。これは非常に大事なことです。ところが一方で、死因で見るとがんの全国で高率なもの、あるいは出生率、自然増減率、あるいは婚姻率が最下位になっているとか、そういうことも一緒に見てゆく必要があると言われています。

そういうなかで、有名なのは山梨県の青木ヶ原であります。

問題なのは、遊歩道を外れて森に入った場合に、遊歩道から離れたところに、実は自殺のご遺体が発見される。「青木ヶ原樹海は自殺の名所」という噂になって、自殺しようとする人がどんどん殺到してくる。ですから、報道が頻繁になされればなされるほど、そこの自殺率が高くなってくるということになってくるわけです。

例えば平成20年度の山梨県内での自殺者数は358人。決して多いわけではないです。しかしよく見ると、身元がわかったうち県内居住者は225人であって、県外の居住者が85人。つまり、他所から山梨県に入ってきて死んでいるので、山梨県人ではない。つまり死体が発見された場所に、その数字は加算されてゆく。こういうわけで、山梨県内で自殺して発見された人という意味です。このことを知っておく必要があります。つまり有名な自殺の場所、例えば山梨県とか、福井県の有名ななんとか崖とか、そういうところに行って、死のうという人が出てきているという背景を裏打ちしていることになります。

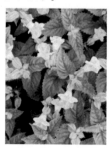

（4）男女年齢別自殺者

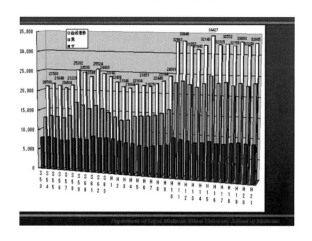

区分\年次	自殺者			自殺率		
	総数	男	女	男女計	男	女
昭和53年	20,788	12,859	7,929	18.0	22.7	13.6
平成6年	21,679	14,560	7,119	17.3	23.7	11.2
平成7年	22,445	14,874	7,571	17.9	24.2	11.8
平成8年	23,104	15,393	7,711	18.4	25.0	12.0
平成9年	24,391	16,416	7,975	19.3	26.6	12.4
平成10年	32,863	23,013	9,850	26.0	37.2	15.3
平成11年	33,048	23,512	9,536	26.1	37.9	14.7
平成12年	31,957	22,727	9,230	25.2	36.6	14.2
平成13年	31,042	22,144	8,898	24.4	35.6	13.7
平成14年	32,143	23,080	9,063	25.2	37.1	13.9
平成15年	34,427	24,963	9,464	27.0	40.1	14.5
平成16年	32,325	23,272	9,053	25.3	37.4	13.8
平成17年	32,552	23,540	9,012	25.5	37.8	13.8
平成18年	32,155	22,813	9,342	25.2	36.6	14.3
平成19年	33,093	23,478	9,615	25.9	37.7	14.7

注）自殺率は、人口10万人当たりの自殺者数を示す（自殺者数÷人口×100,000人）。
人口は、総務省統計局の人口推計月報（当年10月1日現在）の総人口に基づく。

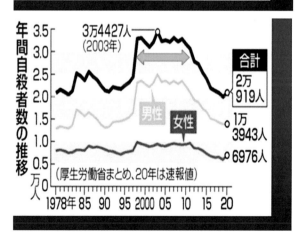

　男女の別を見ると、若干の差はありますけれども、青いのが男性で、経済が悪くなってくると、男性の死亡率がグイッと上がってくる。死んでいる人の数が多くなる。女性のほうはそんなに大きく変動はしていない。こういうようなことがわかってきます。最近のデータを見てみますと、自殺者が3万人を超えてくるというのは、歴代なかったことでありますけれども、その中でやはり多いのは、女性のほうが変化しているのではなくて、男性のほうの変化が多いのです。

　3万人を超えているのが10年ぐらい続いたのですけれども、最近ではまた徐々に自殺者の数は減ってきております。2020年には2万人台にダッと落ちてきています。そういう点で、この3万人台はなんだったのだろうかと考えると、やはり経済的に悩んでいる男性が多くて、見てわかりますように、黒い線が男女の合計の数ですけれども、男性の青い線とほぼ同じような形になって、女性の方はある一定の数値になっているというようなことがわかると思います。

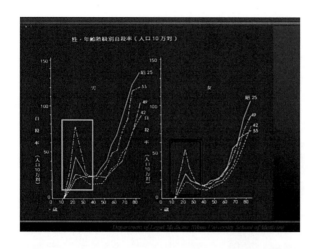

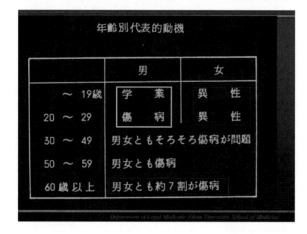

	男	女
〜 19歳	学　業	異　性
20 〜 29	傷　病	異　性
30 〜 49	男女ともそろそろ傷病が問題	
50 〜 59	男女とも傷病	
60 歳 以上	男女とも約7割が傷病	

年齢別代表的動機

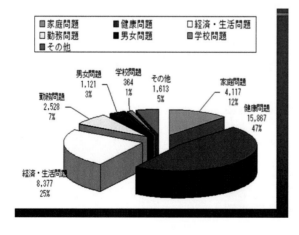

そういうなかで、昔と今とどこが違うか。データを詳しく見ますと、昭和25年とか33年の当時はどうだったのかと言うと、20代のところにピーンと大きなピークがあったのです。これは青春期に悩みがあるから。青春時代には、悩んで自殺をする人が多かった。それは男女共にそうだったわけです。この年代を見ると、昭和33年とか昭和25年のデータが出ていますけれども、明らかにピークがあって、お年寄りになりますと、徐々に自殺率は上がってゆく。これは健康問題とか、がんで先が見えないとか、苦しいとか、そういうことを反映している。ところが、昭和40年代以降になりますと、青春時代の悩む人がいなくなったのか、自殺率がドーッと下がって、あまりハッキリしたピークが見えなくなってくる。こういう特徴があります。

若い人たちの悩みはなんなのかというと、男性の場合には学業不振、それから病気の問題。女性の場合には一貫して異性関係のもつれ。そして、中年からだんだんに病気が苦になってくる。60歳以上では男女共7割が病気を苦にして自殺をしている。こういうような特徴があります。ですから、総数から見ると、学業の悩みというのは、若い時代です。そういうことで、やはり健康問題が全体で見ると半分近くです。そして経済が悪くなりますと、経済・生活問題がだんだんに増えてくる。あるいは勤務問題も同じです。男女の問題や学校問題というのは若い人たちですけれども、あともう一つ、注意しなきゃ

68

いけないのは家庭問題で、これは若い時の問題もありますけれども、しかしお年寄りになって誰が老人を面倒見るのかとか、そういうところの問題も大きく注目されます。

（5）自殺の方法

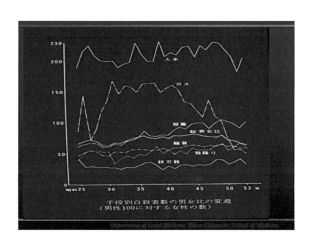

手段別自殺者数の男女比の変遷
（男性100に対する女性の数）

　自殺の方法ですけれども、昔は入水自殺の割合が大きく変動しました。増えたり減ったりしています。それに対して、昭和30年代、40年代ではガスによる自殺が多かったのですけれども、ドーンと下がっています。これはガス自殺に対して社会的な対応が取られて、そういうのをやってはいけませんよ。他人に迷惑がかかりますよ。そういうことになってきます。この入水自殺のほうは、例えば有名な女優さんが、映画の最後のシーンのときに、なぜか湖の中に歩いて入水してゆく。「ワー、素晴らしい。」絵になるということで真似してしまう。

　そういうこともあるわけです。実際にその男女の差でどうなっているのだろうかということになってきます。

表〔19・1〕

自殺の手段	男	女	計
1. 縊　　　頸	6,888	3,866	10,754
2. 入　　　水	558	985	1,543
3. 高所からの飛びおり	830	535	1,365
4. 列車などへの飛びこみ	722	444	1,166
5. 自 動 車 排 気	1,030	132	1,162
6. 農　　　薬	476	438	914
7. 配 管 ガ ス	400	427	827
8. 火　　　熱	399	308	707
9. 刃 器・刺 器	378	139	517
10. 感　　　電	386	19	405
11. ビニール袋による窒息	90	104	194
12. 鎮静薬・催眠薬	64	92	156
13. 銃器・爆発物	85	7	92
14. そ　の　他	463	277	740
計	12,769	7,773	20,542

　これは昔のデータですけれども、自殺者が2万人ぐらいの時に、半分以上が縊頸（イッケイ）、首吊り自殺。男性のほうが多くて女性のほうが少ない。それに対して入水自殺は、女性のほうが多くて男性の2倍ぐらいになっている。あるいは、高いところから飛び降りるのは男性が多い。列車などへの飛び込みも男性が多い。その次の自動車の排気ガスには、一酸化炭素が入っていますので、それを車内にガムテープを貼ったりして取り込むというのがあるのですけれども、これは圧倒的に男性が多くて女性は少ない。男女による差がそういうふうにあります。もっと男女の差が激しいのは、感電による自殺。10番にありますけれども、これは圧倒的に男性であって、感電自殺というのは、女性がわざわざしない。例えば睡眠薬を飲んで、ある一定の時間に

なったら電気が通じるようになって死ぬなんていうことを計画して、機械を設定するということができるのは、男性が圧倒的に多い。もう一つあります。下から二つ目。銃器・爆発物を使うものも圧倒的に男性が多くて女性は少ないという時代だったですけれども、それは昔の話で、だんだん男女の別なく爆発物を使ったり、銃器を使って自殺をする女性も徐々に増えてきております。

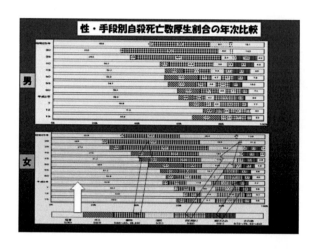

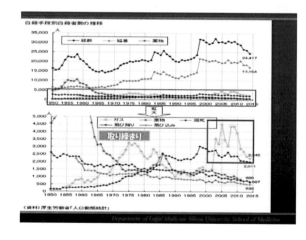

こういう時代的な差を見てゆく必要があります。そういう点で、時代を追って年次比較をしてみるという見方が出てきまして、例えば女性の場合に圧倒的に多いのは、この黄色の首吊り自殺ですけれども、それ以外にも上の点々のところに、若い世代に昔一時多かったですけれども、薬物を使う自殺がはやりました。しかし途中からグッと減ってきます。これは薬物を使う自殺については、入手困難になるような手続きが取られたりしています。それに対して、もう一つ右側のほうの溺死が多かったのが、また減ってくるとか。あるいは年寄りになると飛び降り自殺が増えてくるとか。最近はそっちの傾向が見えてくる。こんなことになってきました。男性の場合も見てみますと、やはり首吊り自殺が一番多いですけれども、昔はやはり同様に、薬物を使う自殺があった。そしてもう一つ最近気になるのは、ガスを使う自殺がある一定程度ある。そしてこの飛び込みが大問題になったことがあります。飛び込みをしますと、やはり周りの人に損害を及ぼす可能性もある。飛び降りもそうです。もちろん列車が止まれば、それなりの損害賠償の可能性も出てくるというようなことが出てくるわけです。そういうふうにして、男女別に見てもほぼ同じような傾向になっていました。

その総数の推移を見てみますと、やはり景気が良いと減ってくる。景気が悪いと増えてくる。そういう中で、もう少し全体像ではなくて内容を見てみると、大きな動きがある。これが下のほうのグラフになります。例えば1960年代には、薬物の中毒が圧倒的に多かっ

たのですけれども、薬物を制限するというような施策が行われて、入手が困難になってドーンと下がってきます。そして今度それに代わって、ガス自殺が増えてきたわけですけれども、ガス自殺も一時減ります。それでまたドーンと復活したりしています。こういう傾向が見られています。これは取り締まりとの関係です。こういうことになってきました。やはり流行的なものがありますので、そういうもので自殺の報道というのを、マスコミ関係の人はどうしたら良いのだろうか。こういう大きなテーマになってきます。

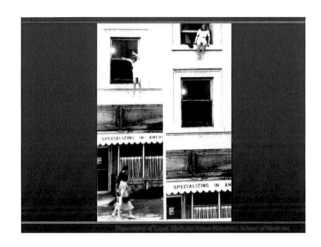

これも有名な写真ですけれども、右側の窓のところに乗っている女性が、エイと飛び降りましたけれども、その下を歩いている男性と女性は何も気が付いておりません。さあ、この1秒後、何が起こるでしょう。

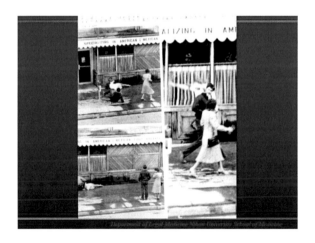

ドーンと男性に当たりましたけれども、「おい、なんだよ」と言って、男性と女性が、そこに横たわっている女性を見ている。自分達はケガがなくてよかったねということですけれども、そうとは限りません。

飛び降りた人は助かっていて、飛び降りられた、ぶつけられたほうの人が死んでいるというようなケースもあり得るわけです。

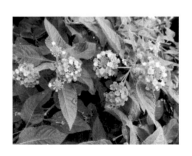

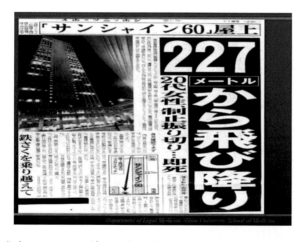

飛び降り自殺をするという人は、ある面で言うと、普通の精神状態ではありません。サンシャイン60の屋上から飛び降りた人がいます。普通、3階から飛び降りると生命をなくす可能性が高いのですけれども、2階から飛び降りても助かる可能性があります。下に花壇があったり、人がいたりすると助かる可能性もあります。227mから飛び降りたらどうなるのか。冗談じゃありません。下にもし人がいたら、もうフニャフニャになってしまいます。こういう20代の女性が制止を振り切って飛び降りて、もちろんこれは即死です。

（6）縊頸について

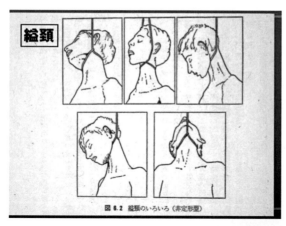

図 6.2　縊頸のいろいろ（非定型型）

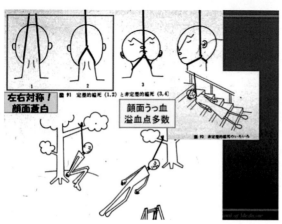

自殺で一番大きな問題はこの縊頸（イッケイ）、首吊り自殺です。これはどういうことかと言うと定義があります。「自分の体重の全部または一部により、頸部を圧迫すること。」よろしいでしょうか。この定義だけは覚えておいてください。

自分の体重です。ほかの重さじゃない。自分の体重の全部というのは宙吊り。一部というのは、斜めとか足が触っているとか、そういうことですけれども、これで自分の頸部を圧迫する。これを縊頸と言います。

紐をかけるというと、色々ありますけれども、左右対称に頸部にかかっている。これを定型的縊頸と言います。そしてなおかつ足が宙に浮いている場合、全体重が首にかかっていて、左右対称に紐がかかっているとなると、これは顔

72

を見るとわかるのですけれども、真っ白です。

　非定型の斜めとか木にぶら下がって地面に触れているとか、まだ色々ありますけれども、こういうのを見ると、顔面が暗赤色で、うっ血しています。そして、結膜を見てみると、溢血点[4]（イッケツテン）が多数出ています。定型的な縊頸というものは、顔面も白くて、結膜見ても溢血点はありません。これが定型的なのか、非定型的なのかということを我々専門家は見わけるわけです。

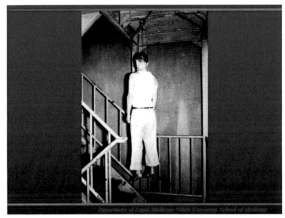

　空中にぷらんと下がっている、左右対称に紐がかかっています。

　これは定型的な縊頸で、足も階段にかかっていません。そうすると、全体重がかかっているということで、これは定型的な縊頸で、顔は真っ白。そして溢血点もない。

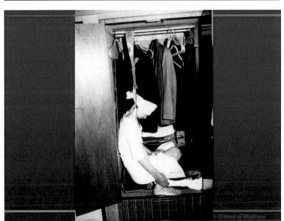

　それに対して、押し入れの中で目隠しを自分でしている人が多いです。女性の場合が多いですが、そして足が着いています。これは非定型的の縊頸ですから、顔を見ると暗赤色。じゃあ、この首を吊ったというのはどうやって死んだのだろうか。これが我々法医学のプロから見ると大きなテーマです。

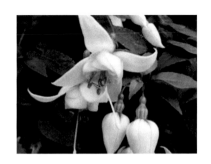

---

[4] 溢血点：毛細血管の破綻（はたん）によって生じる小豆大以下の小出血。窒息死や心臓死の場合などで、眼瞼結膜などに発見されることが多い。

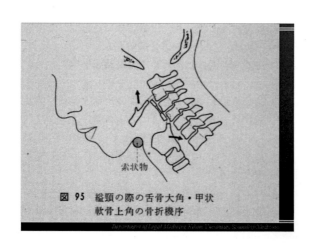

図95 縊頸の際の舌骨大角・甲状
軟骨上角の骨折機序

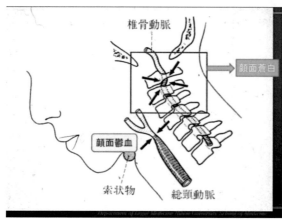

紐が何をしているかというと、やっぱり息ができないようにしているのではと普通の人は思うのですが、それだけではないのです。実は素状物[5]（サクジョウブツ）が何をしているかというと、非定型の縊頸の場合には、実は頸動脈を圧迫している。

そのために、頸動脈ですから首から頭のほうにゆくのが完璧に止まっています。ところがそれだけではないのです。頭のほうにいっている血管はもう一本ありまして、椎骨動脈（ツイコツドウミャク）という、脊椎の中を通っている動脈がありますけれども、これを止めることは非定型の縊頸ではできません。完全に全体重がかかって、ドーンとかかったときに、頸椎がクイッと曲がるのです。

そうすると椎骨動脈も止まるのです。頸動脈が止まったとしても、椎骨動脈がそのまま血流を送っていると、顔は真っ黒になってくるわけです。真っ白になるということは、全ての血管、頸動脈と椎骨動脈が閉塞されているということになります。

それに対して、頸動脈も十分止まっていないようなことであれば、もう真っ黒けのけになってきます。実際、この椎骨動脈まで閉塞するということは、かなりの力が加わってきた場合ですけれども、こうなってくると顔面は蒼白になってきます。

さあ、もう一つ我々がご遺体を解剖するときに、若い人ではなくて、ある程度中年以上になりますと、舌骨という小さい、あまり強くない骨があるのですけれども、それが折れています。つまり頸部に力が加わったということの証明です。もう一つは、甲状軟骨の上角という、後ろにあるところが折れていることがあります。この二つを我々はチェックしています。つまり素状物が顎の下から喉を締めているとなると、息ができないのじゃないかというふうに思うのですけれども、実は息ができないから死んでいるのではないということを証明してくれるご遺体がありました。

---

[5] 素状物：紐やロープなど。

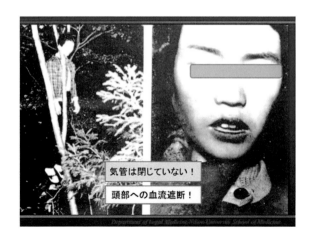

これは岩手県で発見された事例です。なんと、木の二股のところで首を吊って死んでいる人がいました。これは珍しいです。

二股になっていますので息はできています。だけれども死んでいます。なぜかというと、頸動脈が圧迫されたために、椎骨動脈はそのままになっているので、顔は暗赤色になっていますけれども死んでいます。息はできているはずです。こういうことになりました。

気管は閉じていない。頭部への血流は一部遮断されている。全部ではありません。こういうようなことがわかってきました。

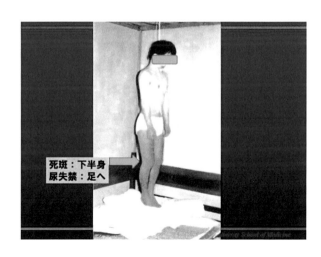

実際に私どもは、ご遺体が首を吊っている状態のところを現場に行って観察できれば、そこで何を見るかというと、この人の場合に自分で死んだかどうか。

誰かが死んだふりをさせて偽造していないかというのを見るためにどうするか。まず紐を自分でかけたかどうか。これを探すためにどうするか。紐は手で触っていますので、左右の手を調べてみると、紐の繊維が出てくれば自分でやった可能性が高い。それだけではだめです。この状態で死んでいるかどうか。となると、人が死んである一定の時間経ちますと、死斑と言って血液が地球の中心部のほうに向かってたまってゆきます。つまり手の先、足の先のほうが暗赤色になってきます。ということは、この人はこの状態のままで死んでいる。そしてもう一つあります。男性も女性も死亡する前に尿失禁する可能性があります。膀胱の中に尿があれば、それが漏れ出てくるのです。その尿の失禁が足の先のほうに走っているかどうか。そういうことを見るわけです。死斑が下半身のほうに強くなっている。そして尿失禁が足にいっているとなると、この状態で亡くなっていたということがわかります。

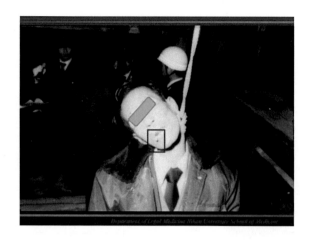

ご遺体が亡くなるときに、どんなことをしているんだろうかというふうに思うのですが、世の中には想像を超えるようなことがあります。例えばこのおじさん。何やっているんだ。首吊り自殺をしているのに、なんと、タバコをくわえたまま死体硬直がきている。こういうようなことがあります。つまり、最後に自分の好きなタバコを吸いながら自殺をしたんだと推察されます。

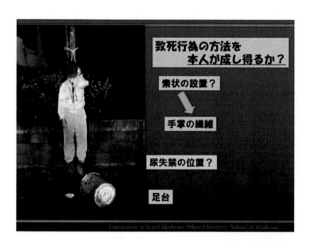

致死行為の方法を
本人が成し得るか？

索状の設置？

手掌の繊維

尿失禁の位置？

足台

もっと問題なのは、生き返りたいと思って、致死行為の方法をやめようとしていないのか。手で紐をつかんでいないか。死にたいんじゃないのか？　本人がやったのですか。こういうときにどうするか。基本的には、索状物の設置を誰がやったか。つまり手の掌に、紐の繊維があるかどうか。本人がやったかどうかという一つの証明になります。もう一つは、この足台をどこから持ってきたのか。

そして、さあ、準備ができたっていうとき、足台を蹴って体重かけるわけですけれども、そのときに手はどこにあったのだろうか。尿失禁がどうなのだろうか。もし本当にこれを他人がやったとすると、例えば殺してからこういうふうに持ってきたとなると、殺したときに立っていませんので、お尻のほうに尿が漏れ出ている。尿失禁はこのまま足のほうにいって、靴の中に溜まっていればこの状態で死亡した。そういうことを一つずつ見ていって、矛盾するかしないかっていうのを見ます。ですから、タバコを吸ったまま死んでいる人もいる一方で、苦しいやめたいと言うかどうかわかりませんけれども、反射的に紐を引っ張って、こういう状態で亡くなっている人もいる。これが現実です。

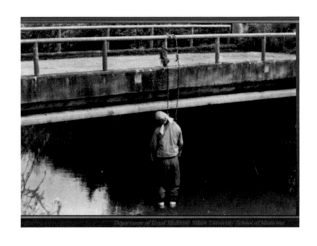

じゃあこの人はどうなんですか。自分でやったのですか、他人がこれを自殺に見せかけたのですか。どうでしょうか。どこを見ますか。どこを見たいと思いますか、こういうときに。まず手です。手を見てこの紐の繊維があるかどうかは一つ。あとは？

――下半身。

　　　　　　　　　　　下半身だね。それも一つ。だけど尿は川の中に流れちゃっているからね。下は川ですから。もう一つは、やはりこの柵がありますけれども、柵を乗り越えたのか、それとも柵の下をすり抜けたのか。そこにすり跡があるかどうか。そこでトラブルになっているのか、一人分のすり跡だけなのか、複数のものがあるかというのを見てくるのです。

　なぜかこんな格好をして、ぶら下がっている人がいるのです。

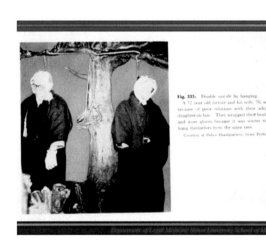

Fig. 333: Double suicide by hanging.
A 72 year old farmer and his wife, 70, were depressed because of poor relations with their adopted son and daughter-in-law. They wrapped their heads with a towel and wore gloves because it was winter time and then hung themselves from the same tree.
Courtesy of Police Headquarters, Iwate Prefecture, Japan.

これも珍しいです。夫婦で同じ木の枝で首をつって死んでいます。心中と言っているのは世界で日本だけです。正確には一人の人は殺されています。そしてもう一人の人は自殺をしている。二人とも自殺である証拠はどこにあるのですか。いち、にの、さんで、二人で同時にブラ下がるんですか。ということを考えてみる必要があります。

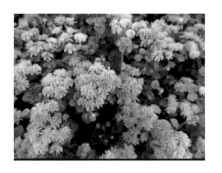

（7）最近の自殺の問題

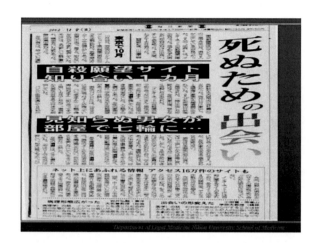

　最近問題になっているのは、自殺願望サイトで、死ぬために出会って、知らない人同士が一緒に死にたい。見知らぬ男女が部屋で七輪に炭を焚いて、不完全燃焼させて一酸化炭素中毒で死にたい。これはなぜか苦しまないらしいぞって、おかしなインターネット情報が流れました。

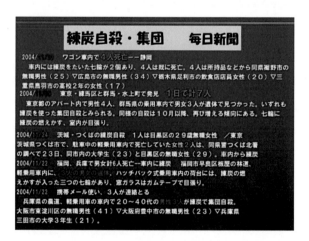

　そうするとどうなるか。1週間の間に3人、7人、4人とか、集団で自殺をする。たった1週間の間でこれだけ起こってくる。
　こういう新聞報道をすればするほど、またそういう流れが出てくるという特徴がある。

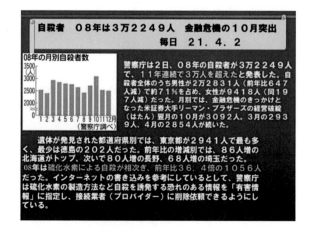

　自殺者は、とにかく2008年には3万人を超えていたわけでありますけれども、月別で見ても金融危機の10月に突出したというようなことが出てきます。
　遺体が発見された地域別では、東京都が2941人で最も多く、徳島県が最少であった。インターネットの書き込みに対して警察庁では対応しています。

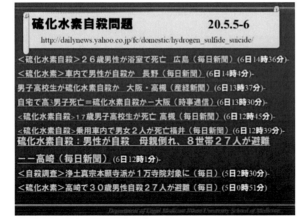

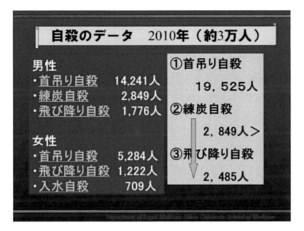

実際にこの集団自殺は重大な問題で、硫化水素を使ってお風呂場で、あるいは車の中で自殺する。何と何を混ぜるとそういうガスが出るなんて報道すればするほど、そういうのがはやり出す。こういう傾向です。ですから有名なドラマで、最後にビルから飛び降り自殺をしたという映像が流れると、流行してくる。一周忌になりますと、そこでまた自殺が流行するという状況です。

そういうことで、3万人ぐらいの内訳を見ると、やはり男女ともに首吊り自殺が多いのですけれども、見てください。男性が1万4000人に対して、女性は5000人。全然違います。練炭自殺は男性が多いです。飛び降り自殺は男性が多くて女性も多いです。入水自殺、なぜか女性が多い。これは映画の影響ではないかと言われています。

そういうなかで、時代の変遷とともに流れはありますけれども、この硫化水素自殺から考える自殺予防の心理学と書いてあります。センセーショナルな報道の仕方はしない。自殺の方法を具体的な詳細は伝えてはいけません。そうしないとどんどん流行します。自殺を美化するような報道はしてはいけません。こういうようなことで、なんとかそういう自殺の流行をやめてほしいということになっております。ですから報道の仕方というところも考えていただきたい。

（8）遺書

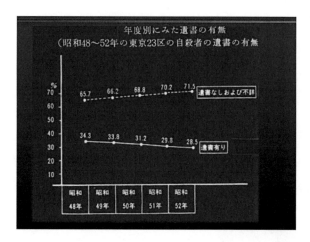

年度別にみた遺書の有無
（昭和48～52年の東京23区の自殺者の遺書の有無

遺書なしおよび不詳 65.7 66.2 68.8 70.2 71.5
遺書有り 34.3 33.8 31.2 29.8 28.5

| 昭和48年 | 昭和49年 | 昭和50年 | 昭和51年 | 昭和52年 |

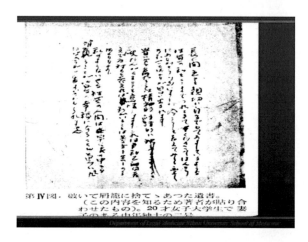

第IV図．破いて屑篭に捨てゝあつた遺書。
（この内容を知るため著者が貼り合
わせたもの）。20才女子大学生で妻
のある中年紳士の…

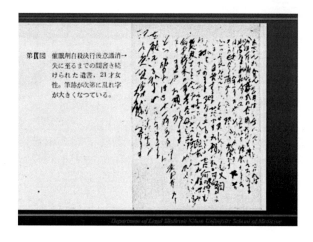

第IX図　催眠剤自殺決行後意識消
失に至るまでの間書き続
けられた遺書、21才女
性。筆跡が次第に乱れ字
が大きくなつている。

　昔は遺書があったケースが多かったのですけれども、遺書のあるケースはどんどん減ってきております。我々は現場に行ったとき、どこを見るかというと、遺書があるかないか。まずそれは非常に大切です。遺書はありませんと言う場合には、そのゴミ捨て場を見てこいと必ず言う言葉です。遺書は一回で書ききれないのです。悩むのです。ゴミかごからの遺書を見ればわかりますけれども、「長い間とても親切にしてくださいまして、ありがとうございます」から始まって、いろいろ書いているうちに涙が出てくる。涙がポタポタ落ちている。そうしているうちに誤字脱字が出てきちゃう。こんなもの残せないといって、ゴミ箱に捨てる。そしてまた書き直す。こういうことで、一度で遺書って書けるようなものではないということも知っておく必要があります。

　睡眠薬を飲んで自殺したのですけれども、死に至るまでの間に、「お父さんお母さん、色々お世話なりました」から始まるのですけれども、字がだんだん大きくなってきて乱れているというのがわかると思います。睡眠薬を飲んでから、だんだんに睡眠薬が効いてきている。筆跡が乱れてきています。これが、睡眠薬自殺の特徴の一つです。そう

いうことが、一つずつ文字の変化で状況が推察できるかどうかということを分析してゆきます。

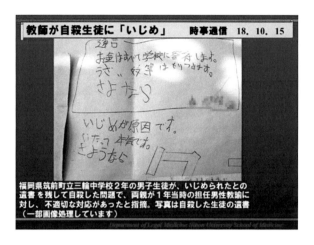

教師が自殺生徒に「いじめ」　時事通信 18. 10. 15

福岡県筑前町立三輪中学校2年の男子生徒が、いじめられたとの遺書を残して自殺した問題で、両親が1年当時の担任男性教諭に対し、不適切な対応があったと指摘。写真は自殺した生徒の遺書（一部画像処理しています）

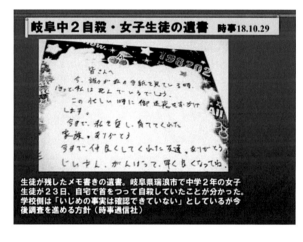

岐阜中2自殺・女子生徒の遺書　時事18.10.29

生徒が残したメモ書きの遺書。岐阜県瑞浪市で中学2年の女子生徒が23日、自宅で首をつって自殺していたことが分かった。学校側は「いじめの事実は確認できていない」としているが今後調査を進める方針（時事通信社）

最近では、自殺は何歳の子供までやるのだろうかということが大問題なのです。中学生の男性が書き残しています。「さようなら、いじめが原因です」本当かどうか。これはその人が書いていることか。それをどういうふうに裏付けを取っていくかということになってきます。

こんな丁寧に書いているのもあります。今のところ中学生が自殺をするということについては良いのですけれども、小学生が本当に自殺するのだろうか。この前の時間にお話ししましたように、何歳で女の子は赤ちゃんを産むのか。中学生とか、私が解剖したケースも小学校5年生でしたけれども、しかし世界新記録は5歳。皆さんの想像を超えるようなことがあって、そういうときに、その生徒は何を書き残しているのだろうか。こういうことを我々は興味を持って見ているわけであります。

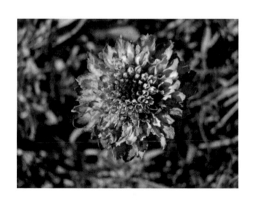

(9) 世界の自殺率

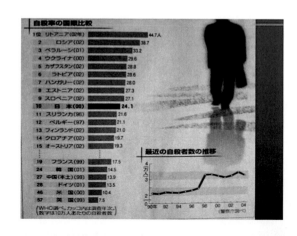

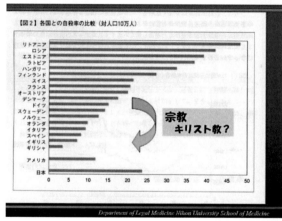

自殺の国際比較というのも問題になりますけれども、なんと、1位がリトアニア、ロシア、ベラルーシ、ウクライナとロシア系。

日本は10番目。本当でしょうか。日本は3万人も自殺しているので多い。これは自殺率です。それに対して、アメリカ、英国、46位、57位。ヨーロッパ、ドイツ、低いです。皆さん何を考えるでしょうか。ほかのデータを見ても、リトアニア、ロシア、ラトビア、ハンガリー、おいおいこれ、本当かね。

日本よりも圧倒的に多いのです。しかし、こういうのを考えるときに、宗教を考えなければいけません。キリスト教では自殺は罪です。絶対に自殺と認めません。自殺と認めたら、その家族に物凄い非難が湧いてくる。だから、有名な女優さんが薬を飲んで死んだっていうのは、薬を飲んで、飲んだことを忘れてまた飲んだ。つまり大量に飲んで自殺をしたんじゃなくて、事故死をしたのだと自殺を認めないようにしないと、大変なことになるのです。だから宗教を考えて見て、低いところはキリスト教系だよね、ということに気が付く必要があります。日本の場合には自殺の認定に宗教は関係ないのです。

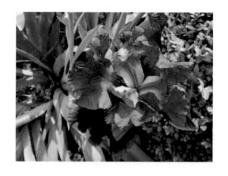

２．他殺とは

（1）警察庁のデータ

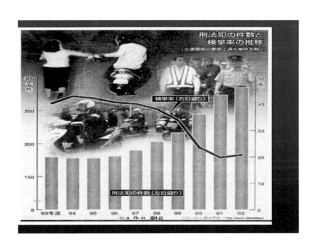

（注）重要犯罪罪種別認知・検挙状況の推移

区　分	年　次	平10	平11	平12	平13	平14	前年比 件数・人員	率(%)
重要犯罪	認知件数	12,725件	14,682	18,281	21,530	22,294	+764	+3.5
	検挙件数	10,700件	10,491	11,049	11,418	11,186	-232	-2.0
	検挙人員	8,980人	9,307	9,954	9,905	10,029	+124	+1.3
	検挙率	84.1%	71.5	60.4	53.0	50.2	-2.8ポイント	
殺人	認知件数	1,388	1,265	1,391	1,340	1,396	+56	+4.2
	検挙件数	1,356	1,219	1,322	1,261	1,336	+75	+5.9
	検挙人員	1,365	1,313	1,416	1,334	1,405	+71	+5.3
	検挙率	97.7	96.4	95.0	94.1	95.7	+1.6ポイント	
強盗	認知件数	3,426	4,237	5,173	6,393	6,984	+591	+9.2
	検挙件数	2,614	2,813	2,941	3,115	3,566	+451	+14.5
	検挙人員	3,379	3,762	3,797	4,096	4,151	+55	+1.3
	検挙率	76.3	66.4	56.9	48.7	51.1	+2.4ポイント	
放火	認知件数	1,566	1,728	1,743	2,006	1,830	-176	-8.8
	検挙件数	1,369	1,458	1,372	1,540	1,234	-306	-19.9
	検挙人員	693	750	789	783	815	+32	+4.1
	検挙率	87.4	84.4	78.7	76.8	67.4	-9.4ポイント	
強姦	認知件数	1,873	1,857	2,260	2,228	2,357	+129	+5.8
	検挙件数	1,652	1,369	1,540	1,404	1,468	+64	+4.6
	検挙人員	1,512	1,392	1,486	1,277	1,355	+78	+6.1
	検挙率	88.2	73.7	68.1	63.0	62.3	-0.7ポイント	
略取・誘拐	認知件数	221	249	302	237	251	+14	+5.9
	検挙件数	211	244	272	211	215	+4	+1.9
	検挙人員	141	164	180	179	173	-6	-3.4
	検挙率	95.5	98.0	90.1	89.0	85.7	-3.3ポイント	
強制わいせつ	認知件数	4,251	5,346	7,412	9,326	9,476	+150	+1.6
	検挙件数	3,498	3,388	3,602	3,887	3,367	-520	-13.4
	検挙人員	1,890	1,926	2,286	2,236	2,130	-106	-4.7
	検挙率	82.3	63.4	48.6	41.7	35.5	-6.2ポイント	

Department of Legal Medicine Nihon University School of Medicine

　次に他殺の犯罪捜査について話をしてゆきます。他殺は自殺とどこが違うか。殺人という警察庁のデータを見るとき気を付けてください。殺人と書いているから人が殺されたと思ったら大間違いです。この警察のデータの場合には、殺人と殺人未遂が、実は一緒のデータになっている。だから本当の殺人の数ではないのです。それを区別して見る必要があります。だから殺人と認知したと言っても、それは殺人未遂も認知しているかどうか。だから、本当の殺人の数かどうかはわかりませんが、平成10年当時は、1300台になっていましたけれども、これは殺人と殺人未遂が入っているということに気が付く必要があります。

　本当の姿はどうなんだろうというふうになるのですけれども、この未遂罪がどのくらいあるのかというのは、なかなかわかりませんので、本当の殺人の数で見てみる必要があります。殺人とか凶悪犯罪の場合の検挙率も最近ではどんどん落ちていると言われますけれども、未遂罪を含めていますので、本当かどうかというのは検討してみる必要があります。全体としては、やはりこの検挙率は昔に比べると落ちているとなりますけれども、我々がこういうデータを見るときには、警察が殺人と認めていないケースで殺人も別にある。それは絶対こういうところのデータには、反映されてこないっていうところを検討してゆく必要があります。

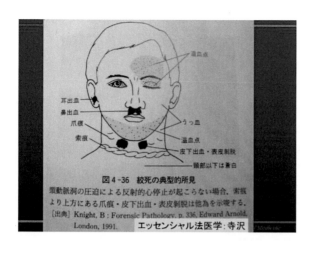

図4-36 絞死の典型的所見
頸動脈洞の圧迫による反射的心停止が起こらない場合、索痕より上方にある爪痕・皮下出血・表皮剥脱は他為を示唆する。
[出典] Knight, B : Forensic Pathology. p. 336. Edward Arnold, London, 1991. エッセンシャル法医学：寺沢

縊頸（イッケイ）と比べてみて、今度は絞頸（コウケイ）、絞め殺す場合の特徴です。自分の体重以外の力で頸部を索状物で圧迫する。これを絞頸と言う。それに対して扼頸（ヤッケイ）というのがあります。字が難しいのですけれども、これは頸部を手で圧迫する。手でやると扼頸、索状物で絞め殺す、あるいは圧迫すると絞頸と言います。そうすると、自分の体重で首を絞めるのは首吊り自殺の縊頸です。他人の力がメインなのが絞頸です。そうするとどうなるか。顔は暗赤色。つまり、椎骨動脈を止めることができないから。（止めることができるのは、プロレスラーぐらいです。）普通の人がやってもそうはゆきません。そして、顔には溢血点が多数出てきます。そして鼻血も出ます。そして結膜と口のあたり、口腔内が全部うっ血して溢血点があります。やめてくれといって、爪の痕が付いたりすることもあります。そして、一番大きな問題は、首のところに見えている索痕、索状物の痕が特徴です。これがなければ、絞頸というふうには言うことができないということになります。

（2）日本の昔と現在の殺人数

他殺の手段	男	女	計	日本の殺人事件での殺人方法
1. 刺創	265	127	392	24.80%
2. 鈍的損傷	225	103	328	20.73%
3. 絞頸	95	133	228	25.61%
4. 嬰児殺	83	70	153	
5. 溺水	30	36	66	3.66%
6. 扼頸	14	51	65	
7. 火	28	34	62	8.13%
8. ガス類	21	25	46	扼殺 2.85%
9. 鈍創	25	10	35	窒息殺 2.44%
10. 切創	18	10	28	車殺 2.44%
11. 割創	3	10	13	生埋殺 0.41%
12. 割毒物	7	1	8	2007/10/29
13. その他	63	45	108	追加（H19）
計	877	655	1,532	

S40年の殺人死亡者は1402人、H18年は580人である。

昔のデータですけれども、1500人ぐらいが殺されたっていうデータがあった時代です。日本人の場合には、1500人ぐらいからどんどん減ってきまして、平成18年頃には580人になり、それから徐々に減ってきています。戦後まもなくの時は、3000人ぐらいの人が殺されています。

日本の場合の特徴では、殺人の方法は主に3つです。刺創、前回お話ししましたように刃物で刺す。これが一番多い。

次は鈍的なものでぶん殴る、鈍的損傷。三つ目は絞め殺す。わかりやすく言うと、刺す、叩く、締める。これが日本の三大殺人法です。

４位を見ると、昔は嬰児殺[6]（エイジサツ）。赤ちゃん殺しが多くて、多いときには我々もかなり赤ちゃん殺しの解剖をやりましたけれども、最近では、赤ちゃん殺しは減っております。それに対して、下のほうを見ますと銃創、少ないはずです。しかし銃創はあります。何でやっているのですか、銃創って。銃ってなんですか。何使っているの？

――ライフル。

　ライフル？　ライフルの資格持っている人が、ライフルで他殺するか。しません。これはほとんど猟銃です。ライフル銃で殺し合っているのは、暴力団しか日本ではいないです。あるいはピストル。これも日本では少ないです。そういうことですけれども、やはり火熱（ヒネツ）、火事による他殺が昔よりも増えてきています。
　いずれにしても日本の場合には、刺す、叩く、締める。この３つは忘れてはいけません。あとは毒殺とか、車で殺すというのもありますけれども、一番知りたいなと思うのは生埋殺（サツ）。生きているまま埋め込んで殺す。こんなのがあるのか。0.41％というのですけれども、見たこともないのですけれども、この項目では出てくることがあります。

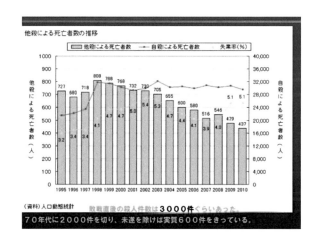

　殺しの数ですけれども、戦後は3000件だったのが、70年代に2000件を切りました。未遂罪を除けば、実際は600件を切っているということですけれども、今ではもう400件を切っています。どんどん減っています。これは明らかです。つまりよく見てみると、戦後間もなくの時はもう大変でした。テメエこの野郎、俺の米を盗りやがったなとかいって、強盗殺人事件とかが多かったのです。ですから男女合わせると、もう3000近かった。それがドーンと減ってきて、今では200、300。そういう時代になってきています。

---

[6] 嬰児殺：赤ちゃん殺し、主として母が疑われる。主として発育程度、生存能力、生死産の別、死因
　　等が調べられる。

(3) 世界の自殺と他殺

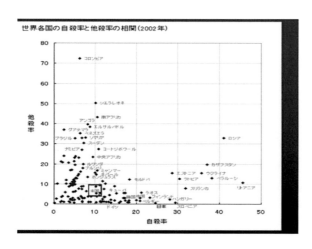

世界の自殺と他殺を比べてみます。右側が自殺率で、日本は上のほうですけれども、ロシア、リトアニア、カザフスタンが圧倒的に多いのです。左側の縦軸が他殺率。日本は、他殺率は圧倒的に低くて自殺率が高い。この図で見て、左側の上のほうにあるところの国は怖いですよね。コロンビア、シエラレオネ、南アフリカ、アンゴラというようなところ。実際に米国は怖い怖いと言っても中ぐらいですね。10の下あたりにあります。それに対して、自殺も高いけれども、殺される率も高いっていうのがロシア。カザフスタン、ウクライナ、ベラルーシ。そういうところに海外旅行に行くときには気を付けたほうがいいですよ。こういうことがわかってきます。ただし自殺率のほうには宗教が絡んでいるから、実際には、これは表に出ていない自殺がもっともっとあるに違いない。こんな具合に考えてゆきます。

米国では日本よりも5倍、6倍殺されやすいですよと言っているのだけれども、自殺は数字的には圧倒的に少ないことになっています。

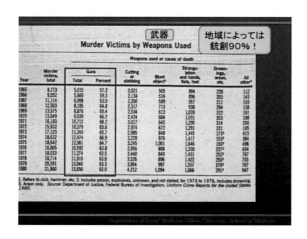

アメリカに若い頃に行きましたけれども、アメリカの死因を見てみたら全然違います。1位は圧倒的にGuns、つまり銃です。大体6割。州によっては9割が銃創です。銃を除けばどうか。Cutting、切るで、stabbingが刺すで、刃物関係です。もう一つは絞める。そして叩く。そんな数よりも圧倒的に飛び道具が多い。ですから、アメリカに行った場合にはガンショット、これが一番多い。私もちょうどアメリカに行ったときに、そういうのを経験させてくれるところがありましたので、銃を撃たせてもらいました。自殺の場合にもピストルを持っていますので多いです。日本よりも少ないですけれども、23%が首吊り。そして毒物・薬物。そういうことになっています。

主要５ヶ国、フランス、ドイツ、イギリス、アメリカ、日本を比べてみると、日本の殺人の犯罪率の数字ですけれども、1.2 という数字が出てきます。アメリカではそれに対して5.5、4倍から5倍、昔見たら1990年代には約10倍。しかし、ニューヨークの市長その他が頑張って、そういうのを少なくしようというので、ドーンと下がってきました。それに対してフランス、ドイツなどは日本に対して3倍ぐらいの確率で殺されやすいです。こういうことになるわけです。

主要5ヶ国における殺人の認知件数及び犯罪率
（認知件数の単位：件）/各国の統計書

	フランス 件数	犯罪率	ドイツ 件数	犯罪率	イギリス 件数	犯罪率	アメリカ 件数	犯罪率	日本 件数	犯罪率
1988年	2567	4.6	2543	4.1	992	2.0	20675	8.5	1476	1.2
1989年	2562	4.6	2415	3.9	1017	2.0	21500	8.7	1349	1.1
1990年	2526	4.5	2419	3.9	1145	2.3	23438	9.4	1261	1.0
1999年	1997	3.4	2964	3.6	1516	2.9	15522	5.7	1338	1.1
2000年	2166	3.7	2860	3.5	1558	2.9	15517	5.5	1462	1.2

フランス···殺人及び殺人未遂　　ドイツ···謀殺、故殺、要求による殺人
イギリス···謀殺、故殺、嬰児殺、及び謀殺未遂　　アメリカ···謀殺、故殺
日本···殺人及び強盗殺人

Department of Legal Medicine Nihon University School of Medicine

3. 死刑について

（1）日本の死刑適応基準

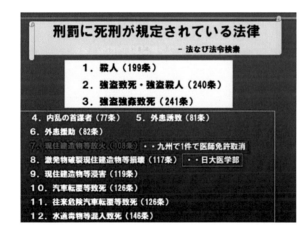

日本の刑法関係で死刑が規定されている法律をみると有名なのは殺人、強盗殺人、強盗強姦致死。この三つは有名です。それだけではないのです。内乱の首謀者なんて今あるの。あるいは外患誘致[7]。そんな犯罪あるのですかと言うのだけれど、一応刑法には決められています。七番目、現住建造物等放火。これはあります。九州でお医者さんがこれで逮捕されまして、医師免許取消。激発物破裂現住建造物等損壊、こんな罪あんのかといったら、日大の医学部の学生がやったことがあり、許すわけにゆかない。退学にしましたけれども、これも死刑に該当する。水道に毒を入れる。汽車を転覆させる。こんなのもあるのです。

---

[7] 外患誘致：外国と共謀して日本に対して武力行使を誘発する犯罪。

判決 \ 年	81	82	83	84	85	86	87	88	89	90	91	92
一審の量刑を変更した二審判決の件数												
無期→死刑	0	0	1	0	1	0	0	0	1	0	0	1
死刑→無期	2	3	2	1	2	1	0	0	0	2	1	0
死刑→有期	0	0	0	0	0	0	0	0	0	1	0	0

◎81年の「死刑→無期」のうち、1件は船田判決。90年の「死刑→有期」は、最高裁が死刑判決を破棄・差し戻した「山中事件」で、本件の殺人は無罪、別件の強盗致死未遂罪で懲役8年

山中事件

実際死刑が求刑された一審の判決はどうなったのだろうか。

死刑が求刑された判決では、死刑になるケースが多いのですけれども、無期懲役になるのが10分の4ぐらい、4割。それに対して死刑が求刑されたのに、無罪になったケースがあるか。

例えばこの90年の一件は、私が相談をされた山中温泉事件。この前お話ししましたように、大学の医学部の教養部のときに同級生だった人が法学部を卒業して弁護士になって、金沢に居たのですけれども、二十何年ぶりにあったら、押田先生助けて。一審死刑、控訴審死刑、これを無罪にしたわけです。これが山中温泉事件で、珍しいです。

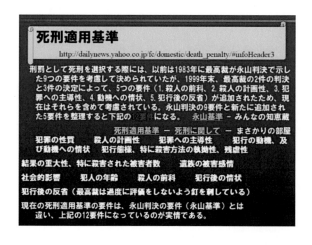

死刑をどういうときに適用するかということになりますけれども、ここで有名なのは最近の永山基準です。12あると言われています。そういうなかで、例えば1人殺した場合に死刑に今なるかというとなかなか難しい。犯罪の性質、殺人の計画性。例えば凶器を自宅から持ってゆく持凶器。これは殺しの計画性があるとか、犯罪の主導性、あるいは犯罪の動機及び動機への情状酌量があるかどうかとか、12あるのですけれども。犯人の年齢も関係あります。未成年で死刑になったケースも何件かありますけれども、これはそういうことが認められた場合です。それから殺人の前科があるかどうか。

実際に私が経験したケースも殺人の前科があって無期懲役だったのです。昔は無期懲役でも13年間真面目に懲役やっていると、仮釈放があったのです。仮釈放で出てきて、1ヶ月後にまた殺人事件をして、私がご遺体を解剖して、これは死刑にするしかないんだよねと言ったのに、また無期懲役になったケースもあります。ですから、この永山基準に該当しているかどうかが問題です。

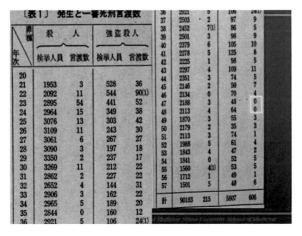

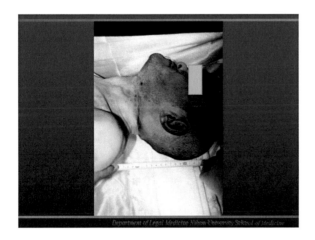

実際に殺人事件と強盗殺人事件で死刑が言い渡されています。戦後には、死刑は1年に100人以上判決が出て当たり前でした。

徐々に社会が落ち着いてきて、一桁台になってきました。見てわかりますように、昭和40年代になりますと一桁になって、死刑0なんていう数字もあったわけです。昔は100件、昭和23年には54＋52＝106件。こんなにあったわけです。しかし、それが0件というふうになってくるときもあるわけです。

そういうなかで、死刑執行した人の数を見ると、法務大臣は死刑執行する判を押す役割なのですけれども、0、0、0、0もどんどん出てきます。色々な理由です。そういうなかで、0をやらないと選挙が勝てないというようなことも言われるようになってきました。

そうしているときに、1年ぶりに社会党政権下で2人死刑執行した。これは有名な事件でした。

そのときになんと、私のところに連絡がきました。暫くぶりで死刑執行されたのだけれども、詳細を確かめてくれという弁護士からの依頼でした。私の前任者の慶應大学出身の上野教授のところへ連絡が最初にきたのですけれども、先生はもう引退しましたので、押田くん行ってくれと命令されたの

で行きました。お棺の中に納まっていました。

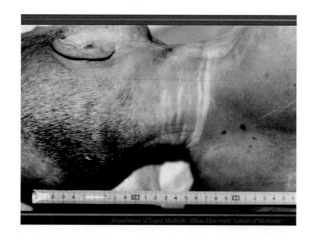

　頸部を見ると、確かに帯状の索状物の跡がわかります。溢血点を見ると、点々と少ないながらもあります。索状物がかかっている。さあ、絞首刑ってどういうふうにやっているのということが問題になります。

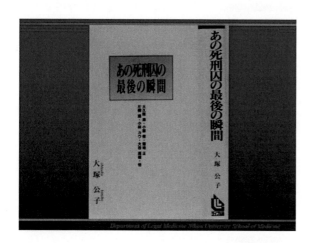

　そういうところで、「あの死刑囚の最後の瞬間」という本が出版されていましたけれども、そのグラビアのところに死刑台の写真が載っています。

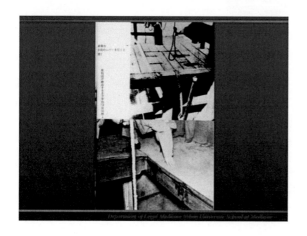

　板の間になっているのですけれども、そのところに一部の板がドンと外れると、身体がポコッと落ちていく。
　死刑担当者は3人でスイッチは一斉に押すので、誰のスイッチが本当に働いたかは不明です。

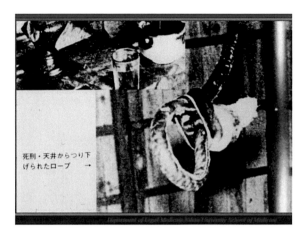

死刑・天井からつり下
げられたロープ →

その前に首に紐をかける。この紐には幅がある程度ありまして、紐の内側に皮状のものが貼ってある。そしてかなり巾広いです。こういう写真が載っています。私はまだ現物を見たことがないのですけれども、確かに幅広の索状物が頸部に巻かれているということは死刑囚の所見でわかりました。

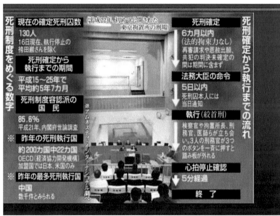

死刑判決が出た場合には、6ヶ月以内に死刑を執行するという刑法の規定があります。しかしながら、6ヶ月以内には、ほとんど死刑は執行されておりません。ただ法務大臣が命令した場合には、5日以内に死刑は執行しなければいけない。その場合には日本では絞首刑だ。死刑判決が確定してから執行までの期間は、平成15年〜25年では、平均5年7ヶ月。これは明らかな法律違反です。

死刑が確定した場合には、6ヶ月以内に執行しなければいけないという条文があるにもかかわらずこうなっている。死刑制度容認派の国民は日本で、85.6%です。実際に死刑をたくさん執行しているのは中国で数千件と言われて、詳細は絶対公表しておりません。

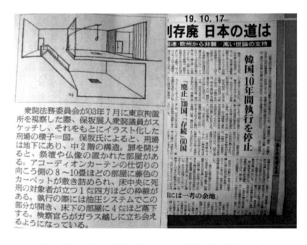

19.10.17
刑存廃 日本の道は

衆院法務委員会が03年7月に東京拘置所を視察した際、保坂展人衆院議員がスケッチし、それをもとにイラスト化した刑場の様子を二図。保坂氏によると、刑場は地下にあり、中2階の構造。扉を開けると、祭壇や仏像の置かれた部屋がある。アコーディオンカーテンの仕切りの向こう側の8〜10畳ほどの部屋に藤色のカーペットが敷き詰められ、床中央に死刑の対象者が立つ1㍍四方ほどの枠線がある。執行の際には油圧システムでこの部分が開き、床下の部屋に4㍍ほど落下する。検察官らがガラス越しに立ち会えるようになっている。

死刑が執行されたら、心拍停止確認まで5分程度。死刑存続している日本ではどうなのだろうか。こんな図がでてきましたけれども、この上の段のところに行って、首に紐がかけられて、目隠しがされます。そして3人の人がボタンを押す。誰のボタンが電気につながっているかどうかわからないようにして、3人が一斉に押すことになっています。そして、ブランと下がった下に、お医者さんと刑務官

と係の人が待っていて、そして5分間脈を診て、脈が止まりましたって言うと、それから暫くして終わります。こういうようなかたちです。

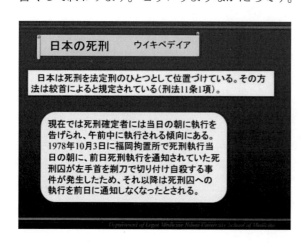

日本の死刑は法定刑のひとつとして位置づけて、その方法は「絞首による」と規定されている。刑法11条1項に書いてある。

現在では死刑確定者には当日の朝に執行を告げられる。なぜかというと、1978年10月3日に福岡拘置所で、死刑執行当日の前に、死刑執行を明日やりますよと言ったら、なんと死刑囚が左手首を剃刀で切り自殺してしまった。だから当日の朝に告げることになりました。

死刑囚の人は朝10時にものすごく緊張しています。コツコツと靴音が来ます。自分の部屋の前で止まった瞬間に、死刑執行です。コツコツが通り過ぎたら今日は生きられる。これを数十年間経験している人がいました。どれくらいストレスになるか。コツコツ通り過ぎた。今日も生きられるんだ。こういうことになるわけです。ですからその当日に、あなたは今日死刑執行しますというように、今はなっています。

さあ、そこで問題です。先ほど勉強しました。縊頸（イッケイ）というのはなんですか。首に自分の全体重または一部がかかっている。絞首というのは、自分の体重以外のもので首を絞める。紐をかけられて、下の台がなくなって、ボーンと落ちていったら、自分の体重じゃないですか。これは憲法違反じゃないですか、という議論が起こらなければいけないのにやっておりません。昔やったことがあるそうですけれども、今ではもうやる人がいません。

死刑が執行されました。断末魔の叫びは、ガラスを震わすほどの受け板が外れる音と読経の音にかき消された。そして息を引き取る前に大きな痙攣をします。それを静かに見守っています。動けなくなった死刑囚に聴診器をあて、一人の医師が脈拍を調べます。「心臓停止11時12分3秒」と係員に告げて終わります。午前10時58分執行。心臓停止、午前11時12分10秒、所要時間14分10秒であり

ますとか記録に残るのですけれども、こういうふうにやります。

　死刑後のご遺体は、白木の寝棺（ネカン）に納められる。確かにお棺に入っておりました。執行手当てとして2万円の手当てが出ます。刑務官の多くは前の日に言われると、翌日出勤してきません。そこで、当日におまえ今日担当だよと言うと逃げられません。2万円でもう午前中で仕事が終わりです。刑務官の心にも深い傷があって、このロープの点検をしたり、色々しなければいけないのです。2万円をもらうとお昼に帰っていいよということです。

　あるときに、私の教え子の医師がベロンベロンになって午後2時ごろに来たのです。アッと思ったから、「おまえちょっとそこで静かにしてろ」と言いながら、酒を注いであげました。酒の匂いがプンプンしていましたから。そして、夜中の12時過ぎに、「おまえ今日、やったろ？」と聞いたら、「はい。死刑に立ち会ってきました。誰にも言えません」。「言わなくたってわかっている。午後2時、3時ごろに酒飲んで、俺のとこへ来るやつはいないよ」。死刑執行して立ち会ってきた。2万円全部飲んじゃった。もうあとに残さない。これが実際の姿です。

絞首刑後の蘇生例

明治4年（1871年）8月，地租の不平から各地で暴動が起こった際，ある男が役所に放火し，翌年11月絞首刑に処された。遺族が死体をかついで帰る途中，脈が触れるようになり，蘇生した。中央政府に後始末を伺ったところ，「既に処刑は済んでいるし，そのままでよろしい」ということになった。

（明治8年，大阪で 急死した男が埋葬後に蘇生した）

Department of Legal Medicine Nihon University School of Medicine

　もっとすごいのがあります。明治4年、税金の不平から各地で暴動が起こったときに、ある男が役所に放火した。絞首刑に処せられた。ところが遺族が死体を担いで帰る途中に、脈が触れるようになり生き返ってしまった。中央政府に後始末はどうしたら良いんでしょうかと聞いた。すでに処刑は済んでいるし、そのままでよろしい。再度やることはない。死刑は執行された。それでは首を鍛えるしかない。もう反り返って首を鍛えるしかない。いくら鍛えたってだめですよ。全体重かかってドンですから。こういうことがあったのです。明治時代の死刑は、物凄くいい加減だった。

　大阪で急死した男が埋葬後に蘇生したケースもあります。実際今でもあるのです。赤ちゃんが死んだって、うちへ帰ってきたら生き返ってきた。これでまた病院に帰ったというのもあります。

　アメリカでも死んだと思ったら生き返ったなんて、山ほどあるのです。この死刑で処刑が済んでいるから、殺せと書いていないのです。絞首をもってやれば良いのです。絞首をやったんだから、もう死刑は執行しているからという。この人の戸籍はどうなっちゃったんだろうかなと思うのですけれども、これが現実です。

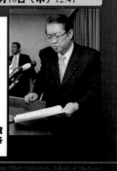

死刑執行までの期間 日本における死刑

出典: フリー百科事典『ウィキペディア（Wikipedia）』

刑事訴訟法475条によると、死刑は判決確定後、法務大臣の命令を以って執行されることになっており、大臣は停定確定後６か月以内に執行を命令しなければいけないことが定められているが、再審の請求や恩赦の出願等の期間はこれに含めないことも定められており、また判例によれば6か月以内の執行は法的拘束力のない訓示規定とされている（これについては現状説明のための後付けではないかとの意見もある）こともあって、死刑確定から執行まで、多くが数年から十数年もの間、平均では7年6か月を要するのが実際である。

異例の早さで死刑が執行されたといわれる附属池田小事件の元死刑確定者でさえ、確定してから約1年の時間を要している。

死刑執行までの期間、大切です。大臣は死刑確定後、6ヶ月以内に執行を命令しなければいけないことが定められているのに、再審請求や恩赦の出願などがあって、平均では7年6ヶ月を要するのが実際である。

死刑がすぐに執行されたというのは、池田小学校事件の死刑囚は、早くやってくれということで1年で施行した。

4人の死刑を執行 鳩山法相4カ月10人

共同　2008年4月10日（木）12:41

法務省は10日、4人の死刑を執行した。鳩山邦夫法相の命令では昨年12月以降3回目計10人。これほど短期集中の執行は3年4カ月の中断を経て93年に再開された時以来。

10人執行は死刑再開以降では長勢甚遠前法相と並び最多。生存する死刑確定者は104人に。

執行されたのは東京拘置所の秋永（旧姓岡下）香（61）、坂本正人（41）、大阪拘置所の中村正春（61）、中元勝義（64）の各死刑囚。

鳩山前総理大臣の息子ですけれども、なんと4ヶ月間に10人死刑を執行した。人殺しと言われるか。そうじゃない。生存している死刑確定者が100人を超えてきて社会問題になってきたからです。

死刑判決　今年は27人に　大幅減少も厳罰化
変わらず　　　毎日　20.12.29

死刑判決を受けた被告数の推移

（人）
50
40
30
20
10

16　23　30　24　30　42　38　44　46　27

'99年 00 01 02 03 04 05 06 07 08

今年1年間に全国の裁判所で死刑を言い渡された被告は27人だったことが、毎日新聞の調べで分かった。最高裁にデータがある80年以降で最多の46人だった昨年から大幅に減少した。重大事件数の減少などが理由とみられるが、被害者が1人の殺人事件や少年事件で死刑が言い渡されるなど議論を呼ぶ判決が目立っており、厳罰化の流れに変化はなさそうだ。

死刑判決は08年には27人で大幅減少と報道された。前年の46人から27人に減った。だから減少だ。しかし、死刑一ケタの時もあった。近年死刑判決は多いのです。増えています。そして死刑執行の数は2008年に15人施行した。

94

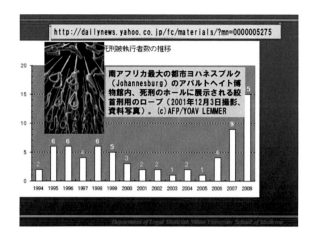

http://dailynews.yahoo.co.jp/fc/materials/?mn=0000005275

死刑というと絞首刑と言われていますけれども、法医学的には縊頸（イッケイ）です。この南アフリカのヨハネブルクスには、死刑のホールに展示されている絞首刑用のロープが飾られているそうであります。まだ見たことがありません。

（2） 死刑執行の数

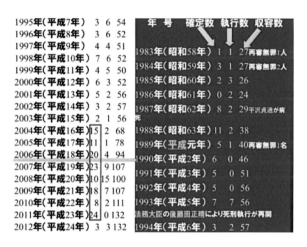

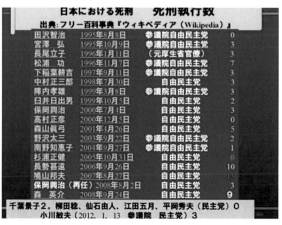

死刑執行の数の経過を見てみると、0 という年もありましたけれども、昔は死刑囚が二桁だったのです。2007 年（平成 19 年）から死刑囚の数が 100 人を超えてきました。なぜか。死刑確定数が 0 とか数人だったのに、なんと 15 人とか二桁になっている。どんどん増えてきた。ところが死刑執行が 0 の法務大臣もいました。自民党だからたくさんやっているということではないのです。

実は法務大臣が宗教上の理由で死刑をやってはいけない宗教の人だったこともありますけれども、その人が法務大臣になって良いのかという社会問題になりました。鳩山邦夫氏は 13 人施行で圧倒的に多いです。あるいは森英介氏 9 人ですけれども、この人はなんと工学部出身です。

実は法務大臣で法学部出身の人はほとんどいません。法学部出身の人は死刑反対論の人が、実は多いから、そういう人は任命できない。この森英介氏は

なんと工学部出身ですけれども、そういう人が死刑執行をやりました。法学部出身の江田五月氏 0、昔のそういう時代もありました。

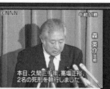

2人の死刑執行した、森英介氏。なんとこれがとんでもない事件でした。福岡と仙台の拘置所です。飯塚事件の元死刑囚ですけれども、ずっと再審裁判をやっておりまして、私も実は再審裁判で福岡高裁まで行って、証言していました。大きな疑問があるということを証言してきたのにもかかわらず、死刑が確定しました。そのあとずっと再審をやっていたのに、死刑が執行されてしまいました。普通再審請求している時には、死刑は執行しないと言うのです。

実は確定したあと暫くのあいだ、再審請求の準備が整うまで待っていたわけです。そうしたら、その間に突然死刑執行されてしまった。

担当弁護士さんたちは、もう愕然としました。特にこの写真に写っている右側の岩田務弁護士は、元NHKの職員で、なんと九州大学の工学部卒業です。独学で勉強して、弁護士になった方なんですけれども、この人は私のところに何回も色々な事件で来ていまして、助けてくださいと言っていたのに、死刑執行されたために、ショックをうけてしまいました。

そのあとなんとか元気を取り戻して、今度は死刑囚の奥さんが再審請求をやっております。

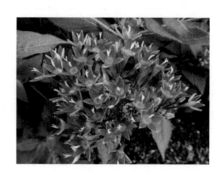

最近ではたくさんのケースで死刑判決が出るようになってきました。殺人なのか強盗殺人なのか傷害致死なのか。見ているのですけれども、そのなかで最近、裁判員裁判になりまして、4年間で死刑判決が17件出ました。裁判員裁判で死刑になったものを高裁で取り消すことが良いのかどうかという大問題になってきています。私もいくつか関係しておりますけれども、裁判員裁判が正しい、社会的に問題がないなんて思っている人は、本当の姿を知らない人です。

確定した人の数と執行した人の数を見ると、圧倒的に確定した数が多かったのですけれども、2018年には、執行者の数のほうが圧倒的に多い。多いのはなぜかというと、これはオウム関係の人が執行されたからです。

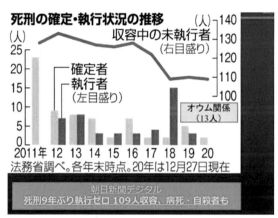

■裁判員裁判での死刑判決 （※印は死刑確定。ほかは裁判が継続中）

	地裁	判決時期	氏名・主な罪名
1	横浜	2010年11月	※池田容之死刑囚・強盗殺人
2	仙台	10年11月	犯行時少年・殺人
3	宮崎	10年12月	奥本章寛被告・殺人
4	東京	11年3月	伊能和夫被告・強盗殺人
5	長野	11年3月	松原智浩被告・強盗殺人
6	横浜	11年6月	※阿部寿数死刑囚・殺人
7	静岡・沼津支部	11年6月	桑田一也被告・強盗殺人
8	千葉	11年6月	竪山辰美被告・強盗殺人
9	熊本	11年10月	※田尻賢一死刑囚・強盗殺人
10	大阪	11年10月	高見素直被告・放火、殺人
11	長野	11年12月	池田薫被告・強盗殺人
12	長野	11年12月	伊藤和史被告・強盗殺人
13	さいたま	12年2月	新井竜太被告・殺人
14	さいたま	12年4月	木嶋佳苗被告・殺人
15	鳥取	12年12月	上田美由紀被告・強盗殺人
16	岡山	13年2月	※住田紘一死刑囚・殺人
17	福島・郡山支部	13年3月	高橋(旧姓横倉)明彦被告・強盗殺人

4年間で判決17件

裁判員制度 くじで選ばれた市民が、殺人など重大事件の刑事裁判の審理に参加する制度。2009年5月に始まった。裁判員6人が職業裁判官3人と、被告が有罪か無罪か、有罪の場合は刑の重さを決める。【3月末時点で5170件の判決が言い渡され、計約3万9300人が裁判員、補充裁判員を務めた。裁判員に課される守秘義務の緩和や、対象事件の見直しを求める声もある。】

死刑の確定・執行状況の推移
収容中の未執行者（右目盛り）
確定者 執行者（左目盛り）
オウム関係（13人）
2011年 12 13 14 15 16 17 18 19 20
法務省調べ。各年末時点。20年は12月27日現在
朝日新聞デジタル
死刑9年ぶり執行ゼロ 109人収容、病死・自殺者も

（3）無期懲役と死刑存廃

無期懲役囚を見てみると、昔は700人とか800人だったのが、今では1670人。こちらもめちゃめちゃ増えています。無期懲役では、昔は真面目に懲役を務めていると13年ぐらいで仮釈放ができたので、みんな真面目にやっていたのです。

今ではこれが変わって、無期懲役の人は、簡単には出所できないような状況になっています。どんどん増えてきて、そうすると、刑

無期懲役囚が戦後最多、厳罰求める世論で仮釈放減少　読売　20.6.1

法務省矯正局によると、昨年末に全国の刑務所で服役していた無期懲役囚は1670人で、1998年末の968人に比べ、72％増えた。戦後の混乱期に治安が悪化した影響で1279人（1961年）まで増えた後、713人（84年）まで減少していただけに、最近の急増ぶりが際立っている。仮釈放者の平均入所期間も20年10か月だった98年以降、長期化する傾向が続き、昨年は31年10か月だった。無期懲役囚の今年4月時点での入所期間を見ると、40年以上が24人に上り、55年以上の受刑者も1人いた。

同省の調査では、06年に仮釈放中に事件を起こした元受刑者（有期刑、無期刑含む）は、殺人が4人、強盗が13人、傷害が25人に上った。法務省幹部は「厳罰化や再犯抑止を求める世論を背景に、仮釈放が認められにくくなり、事実上の終身刑化が進んでいる」と説明している。

務所の中が超満員になってしまって、死刑囚の100人以上も問題ですけれども、無期懲役

囚が増えてくると大変です。

　現時点では 55 年以上の受刑囚が 1 人います。40 年以上が 24 人。平均で長期化する傾向があり、31 年 10 ヶ月入っている。まず釈放されることがないとなると、病気で死ぬのを待っているしかない。こういうことになってきています。こちらのほうも大問題です。

　死刑執行数は、どこの国が多いかというのですけれども、正確な数はわかりません。なぜか公開しない。隠している可能性の国もある。たぶんここだろうというのは、イラン、イラク、スーダン、パキスタン、米国、そして中国だろう。中国は一番多く死刑を執行しているだろう。たぶん 2006 年には少なくとも、1010 人とされているが、表面化していない部分が相当あり、実は 7000〜8000 人ではないか。死刑執行したあとに臓器移植が増えている。その臓器移植は死刑囚から臓器を抽出しているんじゃないだろうか、という報道がされているからです。

　死刑存廃は日本では、どうなってゆくのだろうか。死刑に反対している死刑廃止論は欧州に多い。10 年間執行していない事実上廃止の国もあり、通常の犯罪に対して死刑を存続している国は 64 という。米国の場合には、州によって違います。死刑を残しているところと、残しているけれども執行していない州と、やめている州があります。廃止国のほうが圧倒的に多い。日本はどこへゆくのだろう。

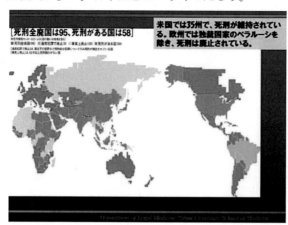

　この死刑がある国は茶色。死刑を廃止している国もたくさんあります。しかし、無期懲役も 25 年以上 30 年未満の人が圧倒的に多い。30 年以上 35 年未満、そして 35 年以上 40 年、50 年以上という人もいる。この無期懲役の問題も非常に大問題です。

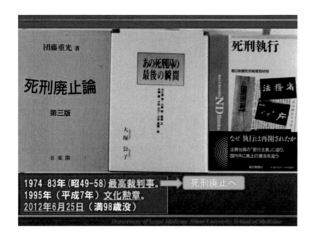

　「死刑廃止論」が話題になりました。一番左の本です。団藤重光さん、有名な人です。東京大学の刑法学者で、「死刑執行するに決まってんだ！！」と言っていました。しかし最高裁の判事になったときに、待てよ、これは死刑執行して良いのだろうかと悩み出して、このあとから死刑廃止論にガラッと変わる。東京大学の教授は加藤一郎先生もそうですけれども、ある日をもってガラッと前の日に言っ

ていたことを変えました。「医療過誤というのは医者が悪いのに決まっているじゃないか！！」と言っていたのに、ある日を境にして、「医者は絶対悪くないよ」と言い出した。目の手術を受けたときに、夜中の2時、3時に看護婦さんが1人で懐中電灯を持って見回りしているのを見て、感動して医療従事者は悪い人ではないと思った瞬間に、医療過誤は医療従事者が悪くないと180度変わった。これが現実です。団藤さんも死刑執行しろと言っていたが、死刑廃止論になった。こういうことがあります。

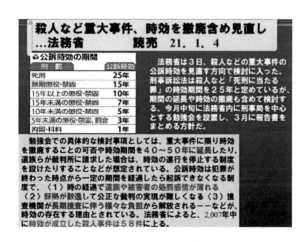

　時効が廃止されました。重篤な犯罪については、強盗殺人、殺人は時効廃止して、永久に犯人を追及できるというふうにして法律が変わってきました。世の中は徐々にではありますけれども、変わってきているということを知っておく必要があります。

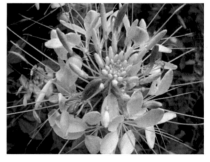

（4）自殺・他殺・事故死の鑑別

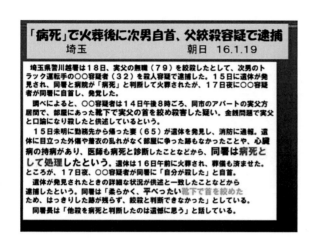

「病死」で火葬後に次男自首、父絞殺容疑で逮捕

埼玉　　　　　　　　　　　　　　朝日　16.1.19

埼玉県警川越署は18日、実父の無職（79）を絞殺したとして、次男のトラック運転手の○○容疑者（32）を殺人容疑で逮捕した。15日に遺体が発見され、同署が病院が「病死」と判断して火葬されたが、17日夜に○○容疑者が同署に自首し、発覚した。

調べによると、○○容疑者は14日午後8時ごろ、同市のアパートの実父方居間で、部屋にあった靴下で実父の首を絞め殺害した疑い。金銭問題で実父と口論になり殺したと供述しているという。

15日未明に勤務先から帰った妻（65）が遺体を発見し、消防に通報。遺体に目立った外傷や着衣の乱れがなく部屋に争った跡もなかったことや、心臓病の持病があり、医師も病死と診断したことなどから、同署は病死として処理したという。遺体は16日午前に火葬され、葬儀も済ませた。ところが、17日夜、○○容疑者が同署に「自分が殺した」と自首。

遺体が発見されたときの詳細な状況が供述と一致したことなどから逮捕したという。同署は「柔らかく、平べったい靴下で首を絞めたため、はっきりした跡が残らず、絞殺と判断できなかった」としている。

同署長は「他殺を病死と判断したのは遺憾に思う」と話している。

そういうなかで何が問題か。お医者さんも病死と診断したので、警察署が病死として処理しようとした。火葬されて葬儀も済ませた。ところが、自分が殺しましたといってそのあと自首してきた。しかし、火葬してしまって証拠がない。どうやっておまえ殺したんだって聞いたら、柔らかく平べったい靴下で首を絞めました。絞めたあと、外してしまった。首に索状痕がなかった。こういうことが見逃されている。これで良いのだろうか。しかし証拠がない。これを果たして罪に問えるのだろうかということになってきています。

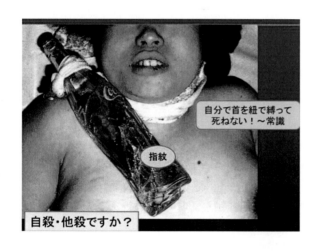

自分で首を紐で縛って死ねない！～常識

指紋

自殺・他殺ですか？

自殺・他殺・事故死の鑑別はどうやってやるのか、ということになります。次の問題はこれです。

この写真のケースを自殺と思う人、手を上げて。他殺と思う人、手を上げて。

他殺と思う人が多いです。自分の手で紐を持って自分で死ぬことはできません。なぜか。ある程度進行したときに、意識不明になって手が緩んで、紐が緩んでしまうから。だから自分で基本的に首を絞めて自殺はできない。

このコカ・コーラの瓶はなんですか。首に紐をたくさん巻いています。人を殺すときには普通一巻きです。三重巻にするときには、大体睡眠剤を飲ませなければ、そんなことはできません。いっぱい巻いています。そしてそこに巻き戻らないようにコカ・コーラの瓶を置いています。コカ・コーラの瓶に誰の指紋が出てくるかを調べる。この本人の指紋が出てくるのです。これを自殺と認定する。

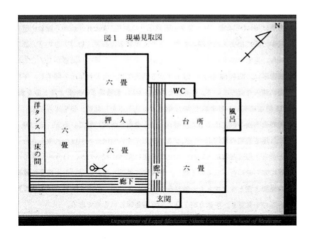

図1　現場見取図

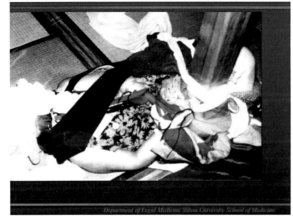

自他殺はどうやって認定するのか。そう簡単ではありません。

夜中の2時ごろに警察から私の自宅に電話がきました。「先生、難しい事件ですから現場を見てください。」警察官と現場へ行きました。一軒家です。六畳間と奥の六畳間のところに柱があったのですけれども、柱のところにその家の母親が手足を縛られていました。その紐があっちこっちいっているのです。もう一つの別の柱にもいっています。色々なものを使っています。足だけでもたくさんです。索状物も入っています。

顔が問題です。鼻は塞がれていません。口の中にタオルは突っ込まれていますけれども、鼻では呼吸できます。

そして目隠しされていました。紐を一つずつ取ってゆくのですけれども、両方に「あ」と書いて写真を撮って切る。「い」と書いて写真を撮って切ってゆきます。

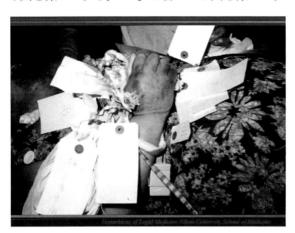

手を見るとたくさん巻かれています。こちら側にまた、「け」」と書いてパチャッと切って、また「こ」と書いてパチャッ。これは、確実に他殺です。自分でできないから。「警察官何やってんだ。殺人捜査本部立ち上げろ！すぐ！即刻！！」とこう指令した。

あいうえおかきくけこと字を書いてゆきますけれども、48文字全部終わっちゃった。足りなくて、次に片仮名で「イロハニホヘト」と続けました。足のほうと首にまいている衣類が、足を伸ばすと首が絞まるようにもなっていた。なんとか柱から外しました。しかし、これだけでお昼までかかってしまいました。

仕方がないから、そのまま遺体を解剖室に運びました。解剖室で今度また、「A」パシャッ。「B」でパシャッ。こうやって外しました。全部外し終わった時刻は、午後8時です。延々とかかりました。

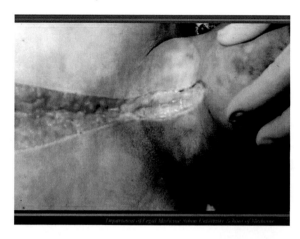

そしてご遺体の司法解剖を始めます。首のところを切ってみると、皮下に出血があるかないか。ひとつずつ確かめてゆきます。解剖が終了したのは夜中12時頃でした。現地では更に大変でした。物凄い繊維が全部つながっているのです。これなんだろう。なんの意味なんだ。詳細はわかりませんと言っているうちに時間が経過しました。

栃木県で犯人が捕まって、実は宮城県に行って泥棒をやってきましたという。その人は前に刑務所に入っていました。手足を縛って逃げたら、なんと若い女性が手足の紐を解いて、すぐに届けられて逮捕された。徹底的に締めないとだめなんだなと思った。被害者宅に侵入したのは、20時15分だという。時計を見て知っていたのだ。1時間35分かけて身体全部縛りました。普通泥棒に入ったら、最短時間で逃げます。

1時間35分現場に居て、手を縛る、足を縛る。途中ではウーウーと言っていたという。列車の時刻表を調べていたころには、またさらに縛ったのだという。このころには唸り声が聞こえなくなった。ということを自白しました。これホントかよ。

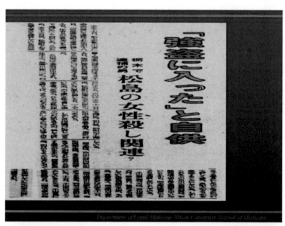

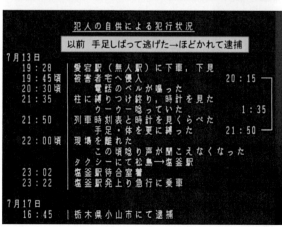

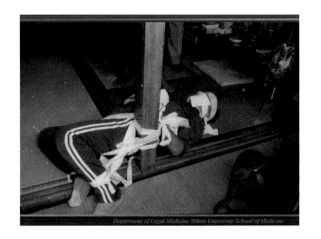

警察官に 1 人でやってみろと言ったら、これくらいはできます。これはできるかもしれないけれども、これ以上、手をあんなに縛ることはできません。これは完全に他殺です。一人でこれくらいはできるそうです。こういうことを全部実際にチェックするのです。

（5）検視と検屍（検案）

検視：警察官が死体と状況を調査すること

屍
◧ 検視に当たって五つの戒め ◨

1　非犯罪死であることを念願したり、甘い都合の良いことばかり考えないこと。

2　関係者の説明を鵜呑みにしないこと。

3　現場を良く見て、死体は必ず自分の手で改めること。

4　検案医師にもたれ過ぎないこと。

5　根拠のない無理な推理をせず、不明な事項は不明として、じ後の措置を講じておくこと。－－→専門家へ Tel.

検屍：医師が外表から検査すること ＝検案

さあ、検屍にあたって五つの戒めが出てきました。検屍という言葉に気を付けてください。検視の視力の「視」は警察官が死体と状況を調査する。それに対して検屍という「屍」のほうは、医師が外表から検査する。「けんし」と言うとどっちのことをしゃべっているかわからないので、我々はこれを検案（ケンアン）と言います。

これは元々警察官宛に書いた五つの戒めです。

一番目、非犯罪死であることを念願したり、甘い都合の良いことばかり考えてはいけません。これはこのとおりです。死体を診るお医者さんにも同じことが言えます。

二番目、関係者の説明を鵜呑みにしてはいけません。

三番目、現場を良く見て、死体は必ず自分の手で改めること。誰々がやったじゃだめなのです。自分で改めなさい。

四番目、検案医師にもたれすぎないこと。医師が言ったんだから自殺ですとか、言っちゃいけないんです。逆に医師は警察官が言ったことにもたれすぎてはいけません。

五番目、根拠のない無理な推理をせず、不明な事項は不明として、じ後の措置を講じておくこと。つまり何かと言うと、専門家へ電話しろ。つまり自分たちでわかんないときには、専門家に電話して来てもらえ。あるいは、警察官の言い分を聞くだけでわかんないときには、ご遺体を診た医師は、専門家の法医学の先生に電話をして意見を聞け。こういうことが書いてある。これは非常に大切です。

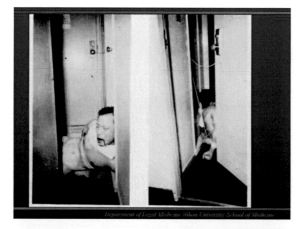

さあ、これは殺しでしょうか、自殺でしょうか。難しいです。口から血が流れています。手足を縛っています。それだけではありません。

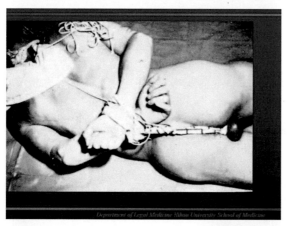

手を上に上げると、大事なところにいっている索状物を締め上げることができる。これは自分でやっている。そんなこともわからないで、判断してはだめです。他殺じゃないのです。こういう趣味の人がいるのです。

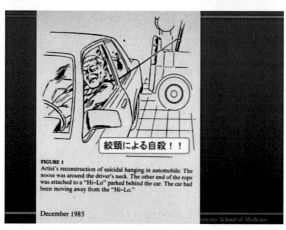

それから、これはなんですか。首に紐をかけて、柱に紐を結びつけました。そして車を発進させた。首が絞まって死んだ。これはなんですか。縊頸（イッケイ）ですか、絞頸（コウケイ）ですか。絞頸だよね。絞頸で自殺なのです。これを 100％証明できるとなると、監視カメラがないとだめでしょう。もし死体が発見されたら完全に殺しでしょ。紐をかけて、やめてくれと言っているのに発車させる可

能性もあります。これは絞頸による自殺です。

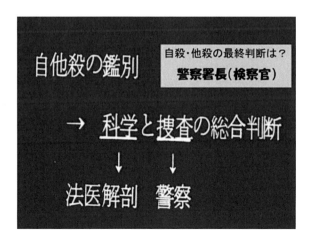

自殺・他殺の鑑別はどうやってやるか。科学と捜査の総合判断です。つまり、科学というのは法医解剖して原因を確かめる。

捜査をするというのは警察の仕事です。じゃあ、自殺・他殺の鑑別をするというのはどうなのか。これは誰が判断するか、総合判断は警察署長あるいは検察官がやるのです。

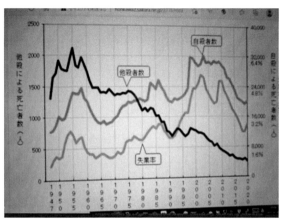

今日は色々な話をしましたけれども、他殺者は戦後にはかなりありました。3000体を超えていた数がありましたけれども、しかしどんどん減ってきて、今では300人、400人の程度になっています。自殺者も2000年頃には3万人を超えていましたけれども、今ではドーンと下がってきました。そして、失業率を見ると、自殺の人の高いところと似ていませんか。こういうようなことがわかります。

実はこのスライドは今朝つくった一番新しいデータなのです。さあ、皆さん今日は色々勉強しました。人はウソをつく動物ですけれども、モノはウソをつくことができない。物証によって、そして真実を知る。こういうことが非常に大切だ。こういうことを話したわけであります。

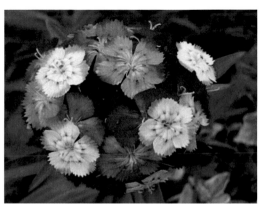

(6) 世界の死刑

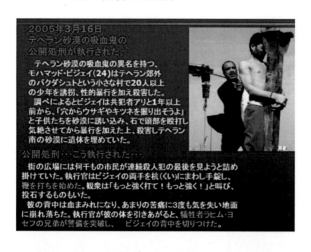

おまけが少しあります。次のスライドは日本ではありません。テヘラン砂漠の吸血鬼が公開処刑された。公開処刑は、まず鞭打ちの刑。看守はもっと強く打て、もっと強くって言われてバシャ、バシャとやります。背中は血まみれになります。3度も気を失ったのですけれども、それでは済みません。

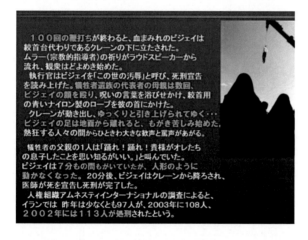

100回の鞭打ちが終わると、血まみれの人は、なんとクレーンの下に立たされました。これを絞頸（イッケイ）と言う。犠牲者の父親の一人は、「踊れ！踊れ！貴様は俺の息子を殺したのを思い知るがいい」と叫んでいた。7分もの間もがいていたが、人形のように動かなくなったということが、見られるそうであります。

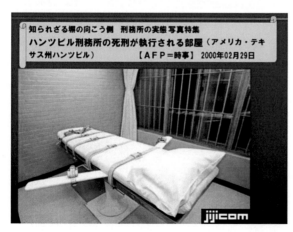

実際に刑務官が手足を縛っているベットはこういうものです。
こういう珍しいものがインターネットには出てきます。

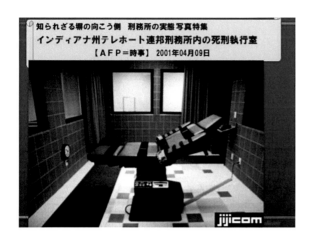

知られざる塀の向こう側　刑務所の実態 写真特集
インディアナ州テレホート連邦刑務所内の死刑執行室
【AFP＝時事】2001年04月09日
jijicom

「死刑にうちの製品使うな」　ファイザーが販売を限定
朝日　28年5月14日(土)10時12分配信

米製薬大手のファイザーは13日、自社製品が死刑執行に用いられないように、流通を規制すると発表した。米国では、麻酔薬などの注射による死刑執行が一般的だが、死刑を廃止している欧州との関係などから製品の使用を拒む製薬会社が相次いでおり、ニューヨーク・タイムズによると、通常の流通ルートで執行のための薬物を購入することはこれでできなくなる。

死刑を維持している米国の州の間では、第三者を通じて薬物の購入を試みたり、電気椅子や射殺などの方法を検討したりする動きが出ており、今後も拡大するとみられる。

ファイザーは昨年、執行に使われている薬物などを製造してきたホスピラ社を買収した。13日の声明では「製品は患者の命を救ったり、良くしたりするためだけに製造しており、極刑の執行で用いられることに強く抗議する」と表明。今後は、死刑執行のために販売しないことを条件に、執行に使われる可能性がある薬物は限定業者にしか販売しないという。

(ダラス＝中井大助)

向こう側で寝ていると、電気がドーンと走ってきて死刑になるのです。アメリカでは電気で死刑です。いち、にの、さんでスイッチを押すのです。誰かのスイッチの電気で死ぬかと言うと、簡単には死ねない。電気で死ぬときには暴れ回る。

これが嫌だというので、アメリカでは薬を飲ませて死刑というのがあるのですけれども、この電気ショックというのは大変で、電気でバーンとなるのですけれども、即死にはならない。これをどうするか。日本の場合の絞頸は1人だけ明治時代に生き返った人がいますけれども、あとは全部執行されています。

死刑にうちの製品を使うなということで、死刑執行の時に使われている薬について、この会社が宣伝にならないといってやめてくれということになっています。

（7）留置所の中

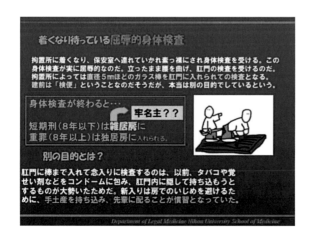

着くなり待っている屈辱的身体検査

拘置所に着くなり、保安室へ連れていかれ素っ裸にされ身体検査を受ける。この身体検査が実に屈辱的なのだ。立ったまま腰を曲げ、肛門の検査を受けるのだ。拘置所によっては直径5mmほどのガラス棒を肛門に入れられての検査となる。建前は「検便」ということなのだそうだが、本当は別の目的でしているという。

身体検査が終わると…
→　宰名主??
短期刑(8年以下)は雑居房に
重罪(8年以上)は独居房に入れられる。

別の目的とは？
肛門に棒まで入れて念入りに検査するのは、以前、タバコや覚せい剤などをコンドームに包み、肛門内に隠して持ち込もうとするものが大勢いたためだ。新入りは房でのいじめを避けるために、手土産を持ち込み、先輩に配ることが慣習となっていた。

Department of Legal Medicine Nihon University School of Medicine

拘置所に着くなり受ける屈辱的な検査というのを、皆さんは刑務所に入ったことがないと思いますので、教えておきます。着くなり待っている屈辱的身体検査とは何か。裸になれと言われ、肛門に直径5mmほどのガラス棒を入れられて検査される。建前は検便というふうに言っているが、別の目的です。肛門に棒まで入れて念入りに検査するのは、以前にタバコや覚せい剤などをコンドームに包んで

107

肛門内に隠して持ち込もうとしたというのがバレたから、これを避けるためです。手土産として先輩に配ることが慣習になっていたので、それをチェックするためだ。身体検査が終わると雑居房に入ります。短期刑の場合には雑居房、懲役8年以上は独居房になります。

　雑居房に入ると何が怖いか。そこに牢名主という人がいるからです。牢名主というのは、ほとんどが暴力団の組長といわれています。その人に従わないとリンチです。入った日にどんなに泣こうが叫ぼうが、刑務官は来てくれないというルールになっています。もう前から後ろから突っ込まれて、えらい大変なことになるということを、皆さんも経験して帰ってきてほしくないと、こう思っています。

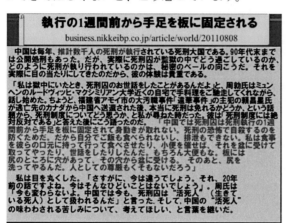

もっと酷いです。中国では死刑執行の1週間前から手足を板に固定されるというふうに報道されたときもあります。日本に居て良かったなと思うか、日本で100人以上の死刑囚がまだ執行されないでいて良いのだろうか。死刑の再審問題もあるわけです。

　今日は以上です。

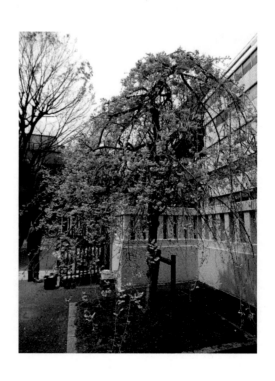

第七・講義

大災害と法医学

1．飛行機事故と個人識別

（1）自衛隊の飛行機と空中衝突

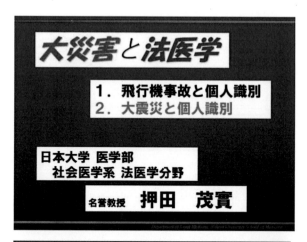

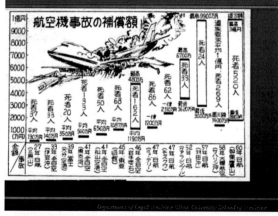

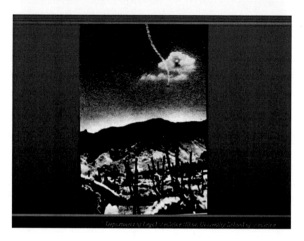

　本日の最初のテーマは飛行機事故です。第二次世界大戦が終わりまして、日本人に飛行機は操縦させないというのが、アメリカの政策だったのですけれども、徐々に日本人も関与できるようになってきました。最初の大きな飛行機事故は、三原山に飛行機が落ちたということですが、このころまでは、まだ操縦士は日本人に操縦させない。従業員は日本人を使っていました。そのあと東京湾で全日空の飛行機が落ちていますけれども、そういうときには、徐々に日本の人たちも操縦できるようになっていました。

　そして、戦後の一番大きな最初の飛行機事故は昭和 46 年に全日空の飛行機が、自衛隊の飛行機と空中衝突をして、162 人が亡くなったという事故です。

　その頃には、写真を撮る人がだんだんに出てきまして、なんと空中衝突して落ちてゆく飛行機を写真に撮った人がいたのです。世界でも珍しい写真でした。

　そのくらい日本という国は、写真機を持っているような人が増えてきていた、ということの証明でもあります。

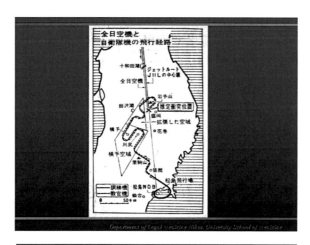

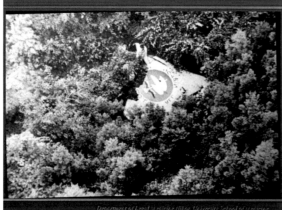

　札幌を飛び立った全日空 58 便
ボーイング 727－200（JA8329）
は、まっすぐ東京に向かっていま
した。その時に自衛隊の F-86F 戦
闘機は、松島基地という仙台の近
くから飛び立って、前を教官機が
飛びます。若い人があとを追って
操縦を訓練されていました。本来
は民間航空機が飛んでいるような
ところを訓練で飛んではいけない
ということで、この菱形の形にし
ているところの中が訓練する場
所だったのですけれども、なんと
そこから外れていっていたので
す。後ろから行く人は若い人です
から、とにかく教官の飛行機のあ
とを付いて行っているわけです。
あとを追いかけていた若い人の
飛行機と、全日空の飛行機が世界
で珍しく空中衝突をしてしまい
ました。

　飛行機というのは、なぜ空中衝突しないのでしょうか。民間航空の場合、衝突は絶対し
ません。ちょっと質問してみましょう。なぜですか？　絶対衝突しません。しないように
なっているのです。

──ルートが決まっているから。

　ルートはみんな一緒でしょう。あっちこっち行けないのです。ルートの高さが違うので
す。だから、上りと下りの飛行機は絶対に衝突しないようになっているわけです。
　一方通行みたいなもので、絶対高度差があるのです。だから後ろから追突することはで
きますけれども、相手と正面衝突するということは、絶対ないのです。
　世界で初めて自衛隊の飛行機が、民間航空の空路（高度 8500m）に入ってしまったため
に大きな責任が自衛隊のほうにあるということで、自衛隊の存亡がかかわる事故になって
しまったわけです。

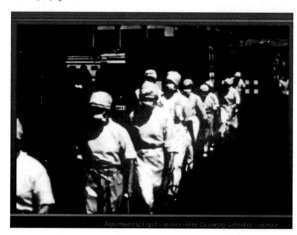

死体の発見位置と損傷の関係								
全日空機衝突事故（昭和46年7月）						総数 162体		
	路面	山林内			機体内	全裸体	スチュワーデス	幼児
		土中のめり込	立木衝突	その他				
	4	13	21	110	14	27	4	4
骨折								
頭蓋骨	4		11	18	72	11	20		2/3
脊椎骨	1	6	11	17	64	7	19	1	1
上肢骨	3	2	11	17	85	13	22	1	3/4
下肢骨	3	2	13	19	82	10	23	4	2/1
骨盤	2		13	18	86	12	25		2/1
骨			3	6	34	3	12		
割創								
頭部	1		6	6	35	3	9		1
顔面部	1		7	5	30	1	11		1
胸部	1	3	5	8	16	1	6		1
腹部	3	3	8	2	31	4	11		1
背部	3		1	10	14	1	3		1
内臓露出			2	4	25	5	4	1	
内臓			5	4	30	1	5	1	

Department of Legal Medicine Nihon University School of Medicine

衝突後自衛隊訓練生（27歳）は空中に飛び出て助かりましたが、全日空機は空中分解し、岩手県の山の中に落ちてしまいました。実際に乗っていた人は乗客 155 名と乗員 7 名の 162 名ですけれども、山に激突しました。空中で衝突してバラバラになって空中から落ちてきて、路面にあったご遺体が 4 体。高度約 8500m の空中から落ちてきますから、土の中にめり込んだのが 13 体。木に衝突したのが 21 体。その他いっぱいありました。機体内に残っていたのが 14 体で、ビックリ仰天するのが、その次の全裸体。札幌を飛び立って水平飛行になっているのに、全裸体でパーティーをしていたのですか？

これには理由があります。夏でしたので、女性はワンピース姿の人が多く、空中衝突後に着衣が取れてしまったのです。スチュワーデスが 4 人で、幼児が 4 人というふうになっています。

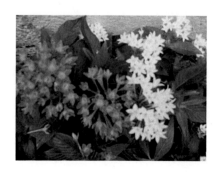

Department of Legal Medicine Nihon University School of Medicine

岩手県には県立病院がたくさんありますので、県立病院の看護師さんに、衛生部長からすぐに現場に行けという命令が出ました。8 月だったのですけれども夏休みに近い頃です。その次、臨床の外科医と整形科医が現場に行けと命令されました。空中で衝突していますので、バラバラになっている。手足を縫わなきゃいけないんだ。看護師さんが最初にまず行って、その次すぐに外科医が動員されました。これが大きな間違いの元でした。

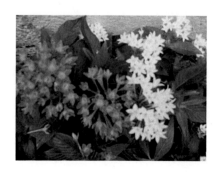

112

（2）未亡人の識別の難しさ

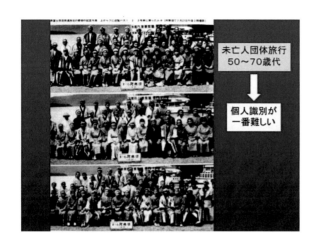

実は乗っていた人たちのうち122 名は団体旅行で北海道に行った帰りで、記念撮影していましたけれども、アイヌの恰好をして写真撮影していました。

この団体は戦争で旦那さんが亡くなった、未亡人の団体旅行で、50 歳〜70 歳代の人が多かったのです。これが大問題です。なぜか。あとからだんだんわかってきます。個人識別が一番難しい 50〜70 代の女性というのは、夏ですから着ているものが同じような、ワンピースを着ていたために、落ちてゆく間に揉まれて、着衣が脱げちゃった人もいました。全裸体で女性同士がいたときに、これをどうやって見分けるか。これが一番難しいです。

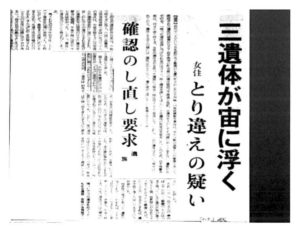

実はこの事故が起こった日に、私はちょうど先輩が沖縄県の顧問をやっていたので、そこへ行った帰りの飛行機に乗ろうとしたときでした。沖縄の飛行場で今日は大変なことになった。今飛行機が墜落しているというニュースを、受付の職員から聞きました。すぐに東北大学に電話しました。赤石教授は岩手県の出身ですから、実はその私の教授の所有地にも飛行機が落ちていたのです。「先生なんで現地に行かないんですか？」と聞いたら、岩手県警から来てくれという依頼が来ない。

こっちから行きたいと言ったって、そうはいかない。「おまえすぐ帰ってこい。とんでもないことが起こるぞ」と言われて仙台に帰ってきたわけです。そして帰ってきてみたら、「三遺体が宙に浮く」。3 つ遺体が行方不明になっている、ということは、その相手方がいるということです。これは大変なことです。

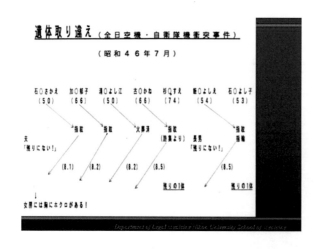

遺体取り違え（全日空機・自衛隊機衝突事件）

（昭和４６年７月）

真ん中の右側のほうに、長男が残りの遺体のなかにお母さんの遺体がない。なんで。お母さんの特徴がある遺体が残っていない。それは大変だ、といって指紋を探したら、実は54歳の人は、53歳の人と間違えられていたので、それを取り返した。つまり、残りの1体とその人が間違えられていた。左のほうでは、今度は旦那さんが「残りの中にない。女房には胸にホクロがある」。胸のホクロを知っているということは、旦那さんしか知り得ません。調べたら、なんと50歳の女性は、66歳のお婆ちゃんと間違えられて、そっちにいっていた。それを取り返した。

66歳のお婆ちゃんを冗談じゃないと指紋で探したら、なんと50歳のお婆さんと間違えられていた。それを取り返したら、50歳の人は、なんと66歳の人と間違えられて火葬されてしまっていた。それをまた取り返してきて、最終的にはこれでなんとか残りのご遺体と間違えていたということで、全部わかったのですけれども、この7体のご遺体の取り違えが起こった理由はハッキリしています。

警察から連絡があった衛生部の幹部の責任者が、バラバラ死体なんだから、看護師さんが行って、外科系の医者が行って縫えばいいんだと思ったときが大間違いです。

一番大切なのは、法医学の教授に個人識別のことをお願いしますと言って、出張をお願いしなければいけなかった。なぜ遺体取り違えが起こったかという理由はまた別にありまして、自衛隊機が民間航空機と衝突したことです。自衛隊が最悪、悪いんだというふうにニュースが流れた。早く遺体をよこせ。自衛隊が何モタモタしているんだと言って、御遺体を持っていって火葬しちゃった。本来そこのときに、間違いありませんということを法医学の教授が診て、これなら大丈夫ですと言って渡していれば、ちょっと待てと言って止めたはずです。そして実際私の師匠の赤石先生の所有地にも落ちているわけですから赤石先生に言えば、すぐに行って手伝ったはずなのに、1週間経っても応援に来てくださいという依頼がなかった。

このときに警察官の幹部の息子さんが、私の医学部の同級生だったのです。「押田くん。二度とこういうことが起こらないように、この大事な資料のコピーをお前に預けるから、二度とこういうことのないようにしてくれ」というのが、その警察官の退職前の依頼だったのです。このデータを持っていたのが後に役立つことになったのです。

事故後の刑事裁判では訓練生は無罪で、教官は禁錮3年（執行猶予3年）となり、民事訴訟では、過失割合は自衛隊側が2、全日空側が1とされました。

(3) 世界一の飛行機事故

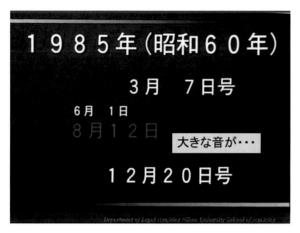

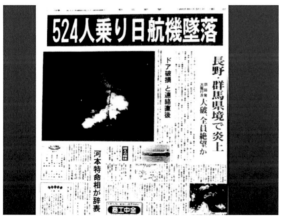

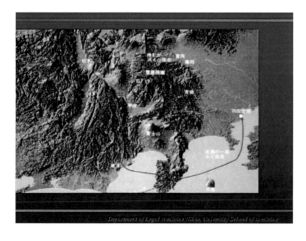

昭和60年6月1日。この日の朝ご飯は、何を食べましたか?

――わからない。

覚えているわけがないね。私はよく覚えています。これは赤飯でした。仙台に24年間住んでいて、助教授だったのが、日本大学の教授の発令の日です。その日の朝ご飯は赤飯に決まっていたわけです。

その2ヶ月後、8月12日に大きな音がしたのです。とんでもないことです。524人乗りのJALの飛行機が墜落したのです。どこに落ちたの?

長野県なのか群馬県なのか、埼玉県かもしれないというニュースが流れました。私は6月1日に埼玉県の司法解剖を分担してくださいという依頼状がきていたわけです。

もし埼玉県に落ちたのだったら、分担する責任者になります。この時は8月のお盆休みで単身赴任だったので、あと始末をどうするかというので、仙台にいたときにこのニュースを見ました。もう徹夜でニュースを見ました。埼玉県にもし落ちたら、すぐに現場に行って自分で指揮しなきゃいけないと思っていたら、長野県らしい。いや、群馬県らしいと報道されました。

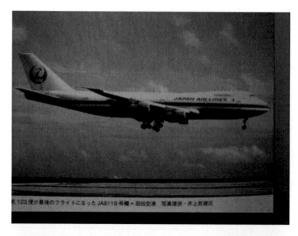

第123便が最後のフライトになったJA8119号機＝羽田空港　写真提供・井上前議員

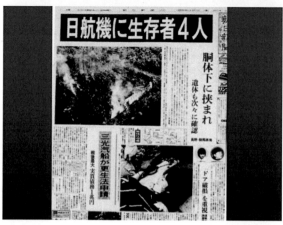

日航機に生存者4人

胴体下に挟まれ
遺体も次々に確認

三光汽船が更生法申請

ドア破損を重視

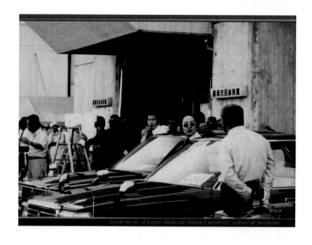

このジャンボジェット機日本航空 123 便（ボーイング 747SR-100 型機）は世界で一番大きい飛行機で、524 人乗っていました。最終便の一つ前なのですけれども、この飛行機が羽田を出発して伊豆半島を通り越した辺りからおかしくなって、富士山を回って行方不明になった。どうやら長野県に落ちたらしいということになって、ちょっとホッとしました。

埼玉県に落ちていなければよかったなと思っていたら、群馬県らしいとニュースが流れていました。そのときに、突然日本法医学会の理事長（熊本大）から電話が来ました。「おい、4 人が助かったけれども、520 人が死んでいるぞ。520 人が山に激突しているらしい。そして、バラバラになっている。群馬県の一大学だけでこんな大事故は対応できないから、おまえすぐに行け。」どこにいるんだと言うので、今仙台です。おまえ教授になったばかりだけど法医学会の幹事として、隣の県なんだからすぐに行けという命令が出て、私が全国最年少教授で現地に入ることになりました。

テレビを見ますと、もう大変です。山に激突した世界で初めての大事故です。燃えています。私は 2 泊 3 日、自分でなんでも食べられるように、荷物を背負って行ったのです。現場に到着しました。そして何をやったか。

最初にやったことは、以前の全日空の飛行機事故のとき、162 人で 7 体間違えたという新聞記事を幹部に届けた。520 体の遺体が、山でバラバラになったら、今度は、3 分の 1 ぐ

らいは行方不明になったり、色々難しことが起こるのじゃないかと思って心配しました。私が着いたときには、もう堤場のほうは大混乱の最中でした。

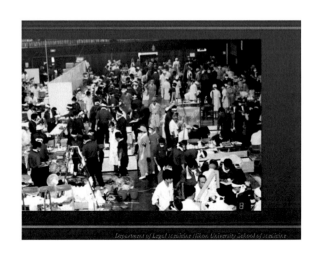

そして、たくさんの臨床のお医者さんが応援に来てくれていました。これはありがたいことです。お盆休みだったから来てくれた。ウイークデーだったら、とてもじゃないけれども、患者さんをほっぽらかして来られないのです。これはお盆休みだったから良かった。しかし、応援の医師や歯科医師がたくさんいたのですけれども、この人たちがバラバラになったご遺体を鑑別できるか、それが大問題です。

（4）相続問題と同時死亡

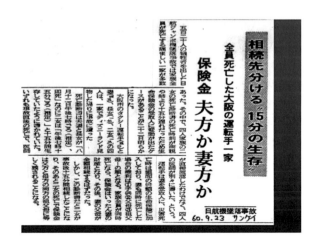

そうしているところに大きな問題が起こってきました。大阪の運転手さん一家4人がこのとき何しに来たか。東京にと言いますと、ちょうどディズニーランドができた時だったのです。そのディズニーランドを見に、子ども2人とお父さん、お母さんと4人で来たわけです。そしてその帰りに事故に遭って、4人が死んでしまいました。このときに何が問題か。お父さんはバラバラ、即死。お母さん

もバラバラ。長女と次女は小さい子ども。書類になんて書いてあるか。次女の推定死亡時刻は午後7時15分頃推定、ほかの3人は午後7時頃推定で即死になっていた。次女だけがバラバラになっていないから、7時15分頃推定と、死亡診断書じゃなくて、死体検案書つまり死体を診た書類に書いてあります。この瞬間に何が起こるか。お父さんの賠償金1億円、お母さんの賠償金3000万円、お姉さんの遺失利益等3000万円、合計1億6000万円をこの次女が相続したわけです。そして15分後に亡くなって、次女の相続人はいません。父母の兄弟親戚は一切相続できない。この場合には国庫没収になります。そうしたら、お父さんとお母さんの親族はみな怒るという問題です。

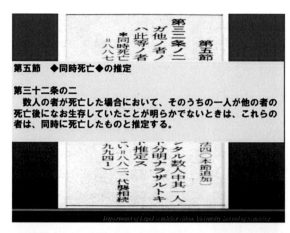

第五節
第三二条ノ二
ガ他ノ者ノ
ハ此等ノ者
※同時死亡ノ者
ハ八八七

法文〇本節追加）

ンタル数人中其一人
ハ分明ナラザルトキ
ト推定ス
（八八三、代襲相続
九九四）

第五節 ◆同時死亡◆の推定

第三十二条の二
数人の者が死亡した場合において、そのうちの一人が他の者の死亡後になお生存していたことが明らかでないときは、これらの者は、同時に死亡したものと推定する。

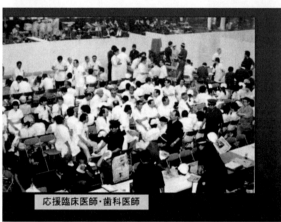

応援臨床医師・歯科医師

実はこういう問題が発生するのは、同時死亡の推定というのを知らないからです。これは何かというと、「数人の者が死亡した場合において、そのうちの1人が他の者の死亡後になお生存していたことが明らかでないときには、これらのものは同時に死亡したものと推定する」。これを同時死亡の推定と言います。

つまり、次女が最後まで生きていたというと、次女が全部1億6000万円相続したあとに亡くなりますと、相続人がいないから、国庫没収になっちゃうのです。ところが、そういう見てきたようにウソを言うのはいけません。だから同時死亡と推定されるとすれば、1億円のお父さんの遺産は、そのお父さんの兄弟が相続する可能性が出てくる。

こういうことなのです。こんなことも知らない臨床医が、勝手に死亡推定時刻を書いていたら、物凄いトラブルになってきます。ということをまず応援に来たみんなに教えなきゃいけない。

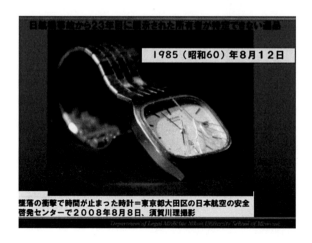

1985（昭和60）年8月12日

墜落の衝撃で時間が止まった時計＝東京都大田区の日本航空の安全啓発センターで2008年8月8日、須賀川理撮影

今でもこの時計が止まったままになっているのですけれども、7時少し前にショックをこの時計は受けていたようです。

118

(5) 現場にて

　現場に到着して最初にやったことは、全日空の飛行機事故の時に、162人で7人遺体取り違えが起こったということを、警察幹部に新聞コピーを届けた。そのほかに私がまずやったことは、応援医師の判を全部取り上げる。勝手に書類に判を押して出させないようにする。法医学の専門家が死体検案書の書類を見て、同時死亡の推定になっているかどうか。即死推定となっているかどうかをチェックしてから、判子を返して押してもらう。だから、私どもが着いたときには応援の医師によって、もう20体ぐらい処理されていて、それがあとから大問題になってきます。まず勝手に判を押してはいけないということです。

　私は前の事故のときの資料を持っていたから、すぐに対応ができた。今度は次の世代の人に全部経験させたほうが良いなと思って、実は新潟大学の講師が私より一回りぐらい若かったので、この人にすぐ来てもらい、私が1週間やっていることを全部見てメモを取れというふうにして、現場に来てもらいました。

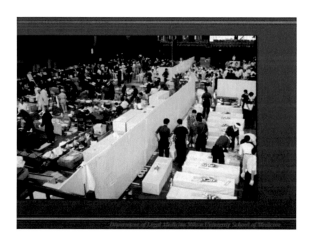

　現場は大変です。どうなっているか。大きな体育館が仕切られています。激突したのは山の上です。しかしそこではご遺体は検査できませんので、ヘリコプターで下まで運んできます。そして体育館に持ってきます。そのときにどうやって検査するか。

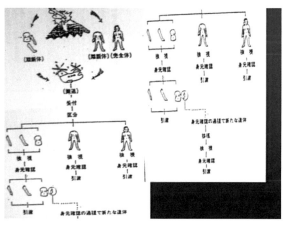

　人間の身体の中で一つしかないもの、つまり頭を一つと数える。頭があるのを1体。頭がなくて胴体だけあるのは、部分遺体とします。手足は部分遺体とするわけです。そして、それを今度はどうやって検査してゆくか。体育館を4つに分けます。入口に近い所は控えの間。応援に来ている人たちが控えたりする場所です。

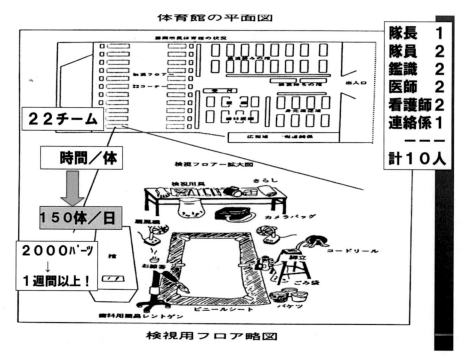

体育館の平面図

体育館の状況

22チーム

時間／体

↓

150体／日

2000パーツ
↓
1週間以上！

検視用フロア略図

隊長	1
隊員	2
鑑識	2
医師	2
看護師	2
連絡係	1
計	10人

　そして奥に左右にいくつの班をつくるか。10人で1チームです。隊長が1人、隊員が2人、鑑識の人が2人、医師が2人、看護師さんが2人で連絡係1人。大体この10人で1チームです。何チームつくるのでしょうか？

――10チーム？

　違います。これには根拠があるのです。警察官の数も県によって違います。その県の警察署の数が基本です。群馬県には20警察署があります。それ以上つくると、その日に限って、殺し・ひき逃げなどの事件が発生するので大変です。こういう大事故が起こったときというのは、別な事件も起こってくるから、必ず専門家を残さなきゃいけない。
　ということで、たまたま群馬県には、20警察署があったのですけれども、一応22チームつくりました。真ん中の通路は銀座と言います。この通路が大切です。法医学の専門家が各チームがうまく進行しているかをチェックする通路です。そして、1体検査するのに大体どのくらいかかりますか？　バラバラになっている。これを検査する。大体どのくらいかかります？

――2時間ぐらい。

　そう。2時間で1体。というと1時間に何体？　22チームあるのだから11体処理できる。11体で10時間働いたら、110体。頑張ったって150体。500人死亡しているのです。2000パーツだから、どのくらいかかる？　計算したら、1週間以上かかる。ラッキーなこ

とに現場が平野でなかった。山の上だから、山の上からヘリコプターで運んでくるから制限があります。だから長期戦を考えてゆかなくてはということを頭に入れないといけない。

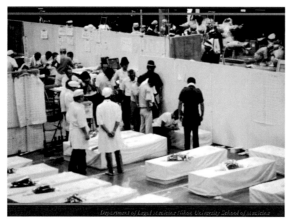

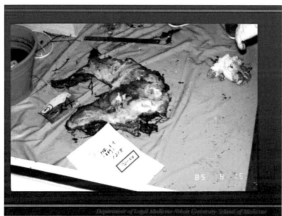

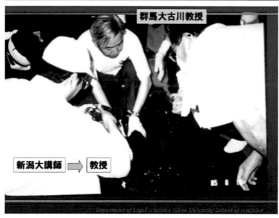

検査が終わったケースには、今度は新しいお棺をたくさん用意することになりました。群馬県だけでは足りません、お棺を全国から集めたのです。新品でないと怒られるし、新しい布でないと怒られる。ということで、新しいお棺を全国から集めました。

人間の死体だってわかりますか。どこだこれ。ここが大切です、3丁目24番地。現地を必ず10m置きに線を引くのです。そして3丁目24番地にこれがあった。3丁目25番地に頭があるかもしれない。2丁目23番地に足があるかもしれない。こうやって見てゆくわけです。これだけ見てもだめだけれども、これはどこで発見されたかというのは、この何丁目何番地でわかるようになっています。

私が来いと言ったらすぐに来たのが新潟大学の山内春夫[8]講師、あとで教授になります。前にいる人が群馬大学の地元の古川教授ですけれども、この日は来ていましたが、その日に別な事件が起こって、すぐに呼ばれる。同時にこういう大きな事故のときには、必ず司法解剖しなければいけないご遺体があります。操縦士、副操縦士、従業員が酒飲んでいないか。どこにケガがあるか。これらをチ

[8] 山内春夫：法医学者。新潟大学医学部（昭和49年卒）、新潟大学講師、教授(1988年−2015年)。父山内峻呉も新潟大法医学教授・学長。

ェックする必要がある。だから必ず解剖をしなければいけない。

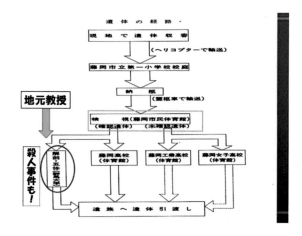

現地の山の上で発見されたご遺体をヘリコプターで持ってきまして、そして藤岡の市民体育館で検案を我々がやっているわけです。そこからだんだんに遺体も増えて、3つのところに分けて、今度ご遺族に引き渡すかどうか。この時群馬大学の医学部で解剖は5体やりました。それ意外に地元の法医学教授は殺人事件も起こってきて、そっちの解剖もしなければいけない。だから、その地域に一つしかない医学部で、大きな事故が起こったときには、他所から応援に行かなければいけないというのが原則です。

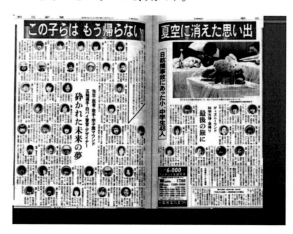

ディズニーランドの完成で、夏休みですから家族でディズニーランドを見てきて帰りの飛行機でこれだけなくなっています。かわいそうです。頭しかないということは、身体しかない御遺体もあります。そして飛行機事故というのは何かというと、羽のところに必ず燃料が入っている。それが山に激突しましたから、バーッと火事になって大やけどになっちゃう。身元が判りにくい。どうする。こういう話になってきます。

私は新聞連載の記事を書いていました。死亡者を一体の間違いもなくご遺族に返すというのが法医学の鉄則です。多数死体のときの個人識別の基本は、本人の身体の特徴によって行う。持ち物だけでやってはいけない。

名刺1枚持っていたってだめです。本人の身体で一番良いのは指紋。指紋はどこにあるの？　遺体

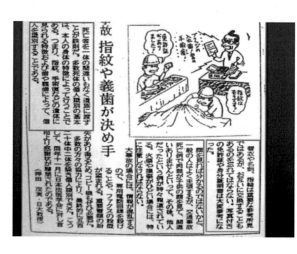

の指紋と合わせる指紋はどこにあるのかというと家計簿の秘密のところです。旦那さんに秘密にしているところじゃないとだめです。女性は家計簿をつけていますから、必ず指紋があるのです。男性の指紋は結構難しい。あとは手術の痕。お父さんはお腹に真一文字に切腹していました（手術痕）。あとは入れ歯。本人の予備の入れ歯がうちにあります。歯医者さんで治療しているのでカルテです。これで個人を識別する。

　着衣や名刺、指輪は重要なものですけれども、他人と交換している可能性があります。これはテレビではあまり言えないのですけれども、有名な人の背広をもらったら、その人の苗字が書いてあって、それを着ています。だから本人と着ている背広の名前が一致しているなんて思っていたらいけないのです。お互いに交換することもあるのを忘れてはならない。だから、写真付きの免許証や身分証明書は大変参考になりますし、名刺は5枚以上持っていたら本人です。名刺1枚、2枚は危ないです。

　顔を見ればわかるんじゃないかと素人はすぐ言います。一般の人はよく言うのですけれども、交通事故例で肉親が子どもの顔を見て、間違いありませんといって死体を持っていったけれども、その後他人だったというのは山ほど実例があるのです。特に人が死んでいるときに、探しているときというのは、ちょっと似ているだけでもう自分の息子だと思ってしまいます。やけどとか損傷が酷い場合には、特に注意しなければいけません。

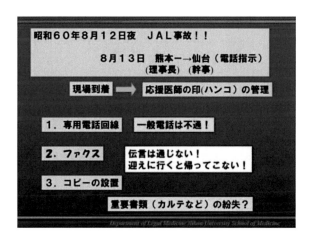

　そういうことで、その次にやったこと。一つ目、専用の電話回線が設置されていること。

　一般電話はほとんど不通になります。そうすると専用の電話回線が必要です。御巣鷹山事故のときにも、藤岡の体育館ですけれど、電話をかけますとどこに通じるかというと、広島から宇宙衛星でつながっている。だから広島が町内になっているということになります。

　もう一つ大事なのはファックスです。なぜか。伝言を依頼しても2000人働いているわけです。行ったら帰ってこない。だからだめなのです。そうじゃなくて、誰から誰にこういうことを言った。それは何月何日に誰から誰に言ったかとわかるのはファックスです。ところがこの昭和60年当時、ファックスと言っても、何それという感じだった。それをまず入れなさいと。ファックスがないといけません。

　コピー機も設置してください。なぜか。重要書類のカルテとか来ますけれども、2000人の人が働いているところで持ち歩いたら、すぐに行方不明になってしまいます。原本は管理している金庫の中に入れなさい。10部コピーしなさい。警察官に渡したあと、必ず1部はご遺族に渡しなさい。ご遺族は捨てることが絶対ないから。警察官はあっち行ったりこ

っち行ったりして仕事しているうちに、あれ、どっかいっちゃった、となるのです。だから、1部は必ずご遺族に渡して、原本は私の許可がない限り見られないようにした。この3つですね。これは非常に大事なことです。私の講義を聴いていた慶應大学、日本大学、上智大学の人たちは、将来偉くなって知事になる可能性がある。知事になったときには、この3つを大事なこととして覚えておくようにといってメモ取らせた。その中の何人が知事になったかは問題ですけれども、現場に行ってこういう3つのことが大切だよというふうに教えました。

　事故があったのは8月12日ですけれども、13日にヘリポートをつくりました。14日の朝に初めてご遺体を下ろしてきた。我々が着いたのは、8月14日のお昼すぎだったのです。午前中に20体処理されて、それが実は大問題になってきます。私が着いたのが午後からですが大変でした。

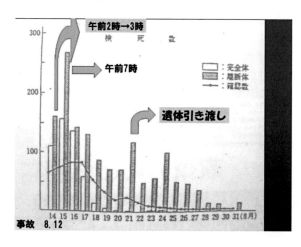

　ご遺体の数が160体ぐらいあります。そしてこれは離断体ですけれども、そのほかに完全体、頭が付いているのが110体ぐらい。110÷11、大変です。それに離断体がたくさんきています。検査が終わったら午前2時でした。2時に終わったけれども、私と新潟大学の講師は警察に頼まれて行ったわけではないから、警察のお世話にならない。タクシーを呼んでタクシーに乗って、「どこでもいいから泊まれるところを探してくれ。おまえの家の物置小屋でもいいから」と言ったら、「わかりました」と言って連れて行かれたのが、最高級の連れ込み宿でした。行ってみたらビックリしました。ベッドが座った途端にグリグリと回転を始めた。「こんなとこしかないのか?」と言ったら、「ほかは全部満員です」。もう、日本中からご遺族が来ちゃって押さえられています。しょうがないといってお風呂を見たら、金ぴかのお風呂でした。そこへ男同士二人で泊まりました。普通男同士二人で連れ込み宿なんか入ったら、大変です。他所の部屋を覗き込む専用だから。

　タクシーの運転手さんが、「この二人は大切な人で、明日の朝7時に現地に送り届けしなきゃいけないのです。この人がいないとご遺体の鑑別ができないんです」と言ってくれたら、女将さんが「わかりました」と泊めてくれた。朝起きて、さあ、ご飯なんとかしなくちゃといったら、「ご飯は用意してあります。どうぞ食べてください。お金は要りません」。食べ終わった瞬間に、長男を呼んで、車に乗せて体育館まで送ってくれました。ビックリしましたね。群馬はやっぱり女将さんの天下だってことがよくわかりました。

　翌日見てください。一日目どころじゃありませんよ。二日目ですから、ドワーっといっぱいきました。完全体150体プラス離断体270体ぐらいきた。いい加減にここでやめよう

よといったら、現地の警察の幹部が、「冗談じゃない。山の上にバラバラになっている人は
ごめんなさい。下におろされたものを、枕にして寝るわけにいきません。全部やります」。
明け方になっちゃった。おいおい、翌日まだ仕事があるのです。だってこれ1週間やるん
だから。よし、今日は家へ帰すな。そのまま寝ろ。そして、朝は9時から仕事していたの
ですけれども、10時からにする。9時からやるのは一部の人だけで、あとは寝てろといっ
て3時間寝せてもらった。翌日にまたくるから、また午前になっちゃう。これを1週間や
るわけです。

　1週間後には何が問題か。遺体の引渡しです。落ちたところは群馬県です。埼玉県の北
のほうでも「てめえこの野郎、早くやれ!」と警察官が皆そう言っている。「このばか野
郎!」と言うのです。乗っていた人の9割までは関西人です。最終便の前です。ばか野郎
とか言ったらもう関西の人は、ワーッとなっちゃう。関東人がご遺体を返すところのご遺
族との対話はだめだとわかったので、大阪大学の私の4つぐらい先輩の若杉長英[9]教授にす
ぐ電話して「来てくれ」。とにかく、あなたどこに住んでいるのと聞いても、関東の警察官
ですから、電車の名前言ってもわからないわけです。だからこれじゃあだめだと。

　阪神電鉄と阪急電鉄どっちがデカい会社ですか。阪神なんていうのはほんの小さい会社
なのです。阪急はばかデカいのです。もうこのこともわからないで、巨人・阪神しか知ら
ないわけだから。だから阪急電車に乗って何駅目といったら上流階級者なのです。それが
わからないで、田舎の人だと思っちゃうわけ、だから話にならないのです。

　「そうやろ」と言った瞬間に話が通ずるのです。だから大阪大学の人に来てもらって、
ご遺体の引き渡しのほうは、私じゃなくて、若杉教授をメインにやってもらうようにお願
いしました。

　さあ、皆さんわからないと思いますが、昼日中に太陽がカンカン照りになると何が起こ
るか。必ず夕立が起こるのです。バラバラになって山に散らばっているところに火事が起
こりました。そこへ夕立がきて洪水みたいになるわけです。大雨が降る。

　これは大変です。普通じゃありません。1週間経ったらどうなるか。1週間経ったらこう
なります。これは怖いですから、見たくない人は見ないほうが良いと思います。

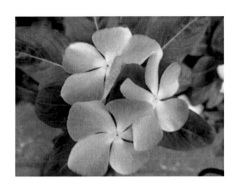

[9] 若杉長英：法医学者。大阪大学医学部(昭和38年卒)。和歌山医大教授、大阪大学教授 (1988—1997
　　年) 第3会国際法医学シンポジウム会長(1996年)。

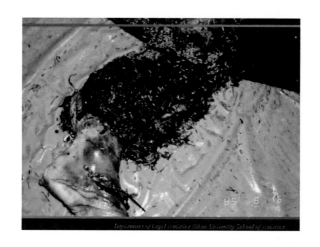

さっき食べたのは焼肉弁当です。御遺体は焼肉のように焼かれています。そしてご飯のつぶつぶのように見えたのが、あれと思って見ると、つぶつぶが動いています。ウジ虫です。こういうふうになるのです。だからこれを見て、みんなもうご飯食べられなくなって、唯一ご飯を食べているのは、法医学の先生だけです。法医学の先生方は慣れていますからなんともないです。

　そして１週間経つと皮膚がもうバラバラに溶けてきます。指紋取るのがやっとになってきます。だんだん難しくなってきます。

　唯一残るのは歯です。歯が大事だってことを、この時に初めて日本中の人が思い知るわけです。ちょうど日本大学の歯学部、東京歯科大学の教授とかは、みんな応援に来てくれまして、歯の所見を全部取ってくれました。小さい子どもさんを見るともう誰だかわからないのですけれども、乳歯の生え方を見ると、一歳刻みで実はわかるのです。小学校２年生の誰々、そうするとリストでパッとわかる。そんなふうになります。

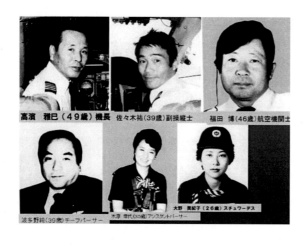

高濱　雅巳（49歳）機長　　佐々木祐（39歳）副操縦士　　福田　博（46歳）航空機関士

波多野純（39歳）チーフパーサー　　木原　律代（30歳）アシスタントパーサー　　大野　美紀子（26歳）スチュワーデス

　この一番左側の人が操縦士ですけれども、あとは一緒に働いていた人たち。この人たちが結構優秀な方々なのです。ベテランの人たちなのです。この操縦士の人が飛行機の先頭にいまして、先頭から山に激突してしまいました。

　操縦士のはっきりした身体が何も出てこない。入れ歯の歯型でこの人の見元確認ができました。最先端の操縦席ですから大変なことになりました。

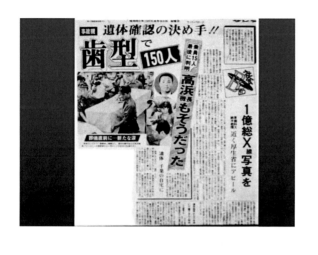

歯形で 150 人わかったという記事がありました。もう一人有名な人がいました。この人は、急に大阪に出張になって、知っている人に切符を取りかえてもらい乗った。だから乗客名簿には名前がないのです。こういう人が結構いるのです。そして、九ちゃん[10]死んだらしいぞと噂になったら、なんと、この九ちゃんを治療した歯医者さんが、九ちゃんの入れ歯の歯型を神棚に飾っていた。その入れ歯の歯型を持ってきてくれた。それで身元がわかりました。

（6） 身元確認の最終的な決め手

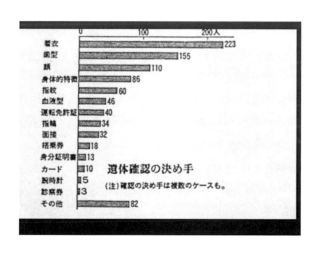

遺体確認の決め手

(注) 確認の決め手は複数のケースも。

最終的には遺体の確認の決め手ですが、一見すると良さそうなのですけれど、着衣となっています。これは、今回はラッキーだった。旦那さんが出張で帰る人もいた。旦那さんの場合には、身元がすぐにわかるのです。奥さんは旦那さんの着ている下着の色が何色で、どこが破けているかというのを知っているわけです。旦那さんや息子さんは奥さんが亡くなったといっても、奥さんの下着なんか見たことも触らしてもらったこともない。この違いなのです。だから着衣といっても特徴のあるもので、例えば描いている絵とか、そういうもので、ほかにあまりないものであれば良いわけです。一番良いのは私のつけているこのバッチです。持っている人はほとんどいませんから、これ一発で大体見元がわかります。

---

[10] 九ちゃん：坂本九（本名大島九）、1941 年生まれ。俳優・タレント・歌手。「上を向いて歩こう」等数多くのヒット曲を出す。

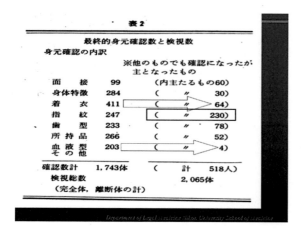

表2
最終的身元確認数と検視数
身元確認の内訳　　　　　　　　　※他のものでも確認になったが主となったもの

面　接	99	（内主たるもの60）
身体特徴	284	（　〃　30）
着　衣	411	（　〃　64）
指　紋	247	（　〃　230）
歯　型	233	（　〃　78）
所持品	266	（　〃　52）
血液型	203	（　〃　4）
その他		
確認数計	1,743体	（　計　518人）
検視総数	2,065体	
（完全体，離断体の計）		

Department of Legal Medicine Nihon University School of Medicine

身元確認の最終的に主となったものは指紋です。518体のうち230体は指紋です。これが合っていれば良い。それから、あとは着衣もほかの人が着ていないようなもの、あるいは本人のじゃないんだけれども、この有名な人の着衣をもらっていますよというのは良いわけです。歯形も良いです。

ちょうど3日ぐらい経ったときに、ご遺族が大騒ぎになりました。3日経っているのに死体が渡されないのは何故なんだといって、怒りだした。山の上でバラバラに壊れているっていうことは、あんまり遺族にも言えなかったわけです。

そこで代表の人50人来てください。代表の人が来たときに、みんなに言いました。「ご遺体のところに男と書いているのは男性です。女と書いているのは女性です。不明と書いているのは男か女かもわからない人です。そういうふうにふるい分けされていますので、そばに発見されたものが置いてありますけれども、絶対に動かさないでください。見るのは勝手ですけれども、動かさないでください」と言った。その直後にお爺ちゃんみたいな人が、「なんでABO式の血液型別に遺体を並べないんだ?」とこう言った。

一見して良さそうに見えるけれども、こういう事故の時にABO式血液型検査は一番やってはいけないことです。実はABO式血液型というのは、木の枝とか花にもあるのです。そこをずり落ちているわけですから、ABO式血液型を調べたら、完全に間違える可能性が高いのです。だからABO式血液型に依存してはいけないと私が言っているわけです。私が怒鳴りつけて怒ったら、瞬間にみんなシーンとなってしまいました。

さあ見なさいといったら、一つ開けた瞬間に、みんなウエーとなります。だってバラバラですから。しかし、200ぐらいのお棺を全部開けて見た老人がいました。いくら見ても身元がわかるようなものはないということがわかって、2時間経っても身元を確認できるようなものがない。「皆さん帰ってほかの人に伝えてください」と言ったら、もう一切文句を言うことはなくなったのです。

（7）御礼

　結果的には、524名のうち4名が生存して、520名が亡くなりました。そのうち、なんと518名の身元確認ができました。世界一の新記録です。実は519人目の人も、ご遺体はわかっています。しかし、ＪＡＬを許すわけにゆかないといって、受け取りを拒否しているのです。身元はわかっています。もう一人は外国人です。私が行く前に20体の中に実は入っていたと思うのですけれども、そのご遺体がわかりません。

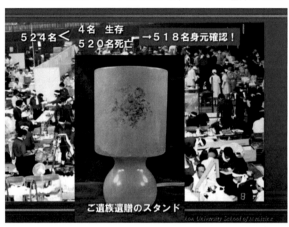

ご遺族遺贈のスタンド

　このスタンドもご遺族が私のところにわざわざ送ってきてくれて、今でも持っていますけれども、物凄く感謝してくれています。

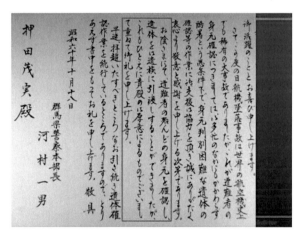

　結果的には、群馬県の警察本部長から、こういうお礼状もいただきました。「お陰さまで遭難者のほとんどの身元を確認し、遺体をご遺族に引渡すことができましたがこれもひとえに貴殿の厚意によるものでございまして、重ねて御礼を申し上げます」と、わざわざ私宛にこういうお礼状を下さいました。この警察本部長はああ、あの若いのがやっているということを、見ていました。

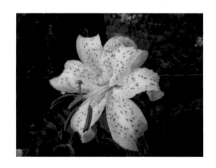

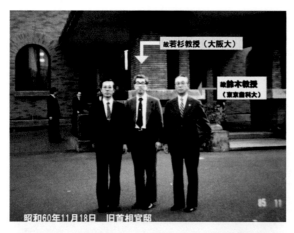
故若杉教授（大阪大）
故鈴木教授（東京歯科大）
昭和60年11月18日　旧首相官邸

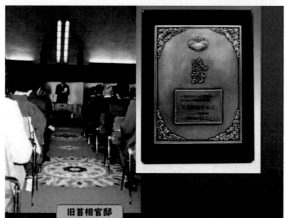
旧首相官邸

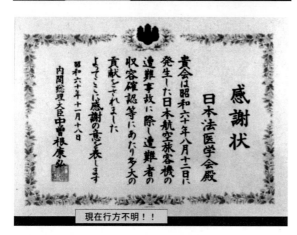
感謝状
日本法医学会殿
貴会は昭和六十年八月十二日に発生した日本航空旅客機の遭難事故に際し遭難者の収容確認等にあたり多大の貢献をされました
よってここに感謝の意を表します
昭和六十年十一月十八日
内閣総理大臣中曽根康弘
現在行方不明！！

　群馬県の御巣鷹山というのは、当時の中曽根総理の選挙区です。11月になりましたら、中曽根総理から感謝状をあげたいと、日本法医学会理事長のところに書類がいったら、理事長は、「押田、お前が行ったんだから、おまえ受け取れ」と言われて、行くことになりました。まだ髪の毛も真っ黒でした。隣にいるのが後半に応援してくれた、大阪大学の若杉教授、今ではもう若くして亡くなっていますけれども、この時は一緒に行きました。そして、もう一人は、東京歯科大学鈴木教授で歯型でわかるということを一生懸命やってくれました、この人が実は埼玉県に住んでいる人だから、私と一緒に最初に現場に行ったのですけれども、この3人で首相官邸に行きました。首相官邸の古いときですけれども、この床のマークだけは覚えていてください。このマークを知っている人がいます。首相官邸に行ったことがある人です。

　そして私が代表して、この感謝の盾をもらいました。そして感謝状もいただきました。私だけがやったわけじゃない。全員、みんなで二十何人の人が応援したのだからといって、名古屋の日本法医学会総会の時にこの感謝状を展示したら、誰かが盗んじゃったのです。現在も行方不明です。写真やコピーしかない。現物がないのです。こちらの盾は私の家に、もう危ないと思って、すぐに確保しました。

130

（8）3つの教訓

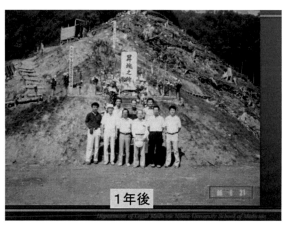

1. 警察官は2年位で異動する
   2年経過すると知っている人がいなくなる
2. 緊急事態は忙しい時に発生する
   いつでも誰でも分かるようにしておく
3. 「…たら、…れば」は許されない
   いつでも一定水準で対応できるのがプロ

Department of Legal Medicine Nihon University School of Medicine

さあ、3つの教訓です。

警察官は2年ぐらいで部署を異動します。地位も異動します。ということは、2年経つと経過を知っている人が大分いなくなる。

10年経ったら、現場のことを知っている人がどこにいるのということになる。これが警察の特徴です。

緊急事態は私にとっても一番忙しい仙台から転居して来て2ヶ月後です。新しい講義をどうするあ あするというときに発生していました。いつでも誰でもわかるようにしておかなきゃいけない。だから若い講師クラスで、おまえ将来教授になるな、そういう器だからといって呼んで、どこに行ってケンカするか。そのファックスを入れろといったら、50過ぎの警察の幹部が、「てめえ、なに言っているんだ」という顔をした。その一部始終を全部見ておけ。世の中とはこういうものだよ。今だったら当たり前ですけれど、その当時ファックスを入れろといったら、てめえ何する気だって、こういうことになっていました。

それから「…たら、…れば」が許されない。ゴルフでも「たら、れば」はないのですけれども、もしあの時こうすればとか、ああしたらとかはだめなのです。いつでも一定の水準で対応できるのをプロフェッショナルと言うのです。こういうことを後輩に教えています。

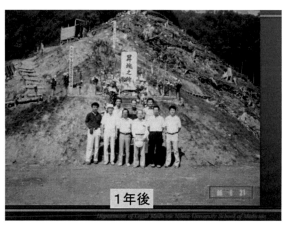

1年後

Department of Legal Medicine Nihon University School of Medicine

この時は1週間現場に私はいたのですけれども、朝から晩まで、ほとんど寝る暇もなく死体検案の仕事をさせられて、ぐったりして帰ってきまして、この衝突した場所は見られませんでした。1年経って、やっぱり行ってみる必要があると思いまして、行ってみました。この「昇魂の碑」と書いているところが、実は最初に激突したところです。手前が平らになっていますけれども、そこをヘリコプターの離陸のときに使った。法医学の関係者と、何人かの人を連れて現地に行って、やっぱり激突した場所を見ておかなくてはいけないということになりました。

131

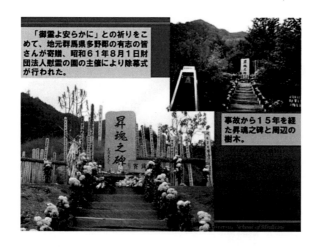

「御霊よ安らかに」との祈りをこめて、地元群馬県多野郡の有志の皆さんが寄贈、昭和61年8月1日財団法人慰霊の園の主催により除幕式が行われた。

事故から15年を経た昇魂之碑と周辺の樹木。

この「御霊よ安らかに」ということで、昇魂の碑ができました。左側がその1年後ですけれども、右側も見てください。15年後に木がこんなに生えてくるのです。

自然というのはすごいと思いますけれども、15年経つとこうなっています。もう今は30年経っています。そうしますと、何が起こるか。

(9) いろいろな本

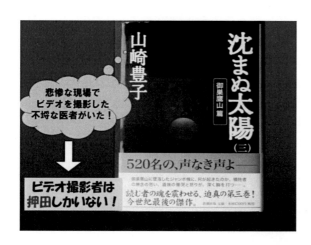

有名な山崎豊子氏が「沈まぬ太陽」という本を書きました。その中になんて書いてあるか。「悲惨な現場でビデオを撮影した不埒な医者がいた！」と書いています。この当時、ビデオを撮影した人は1人しかいません。警察も最初には撮っていませんでした。警察がビデオを撮り始めたのは、3日後ぐらいからです。最初の一番激烈なときにビデオ撮ったのは私しかいないのです。こういう本を書く人がいる。現場の状況を見たこともないことを書いているということがわかります。

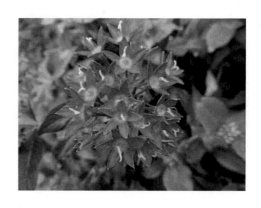

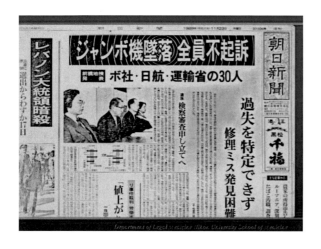

それからしばらくして、「ジャンボジェット機墜落、全員が不起訴」になりました。大阪空港に53年に着陸したときに、胴体を滑走路に接触したために機体が中破した。後ろ側が壊れたので、そこを修理した。その修理のときのネジが十分でなかったんじゃないか。だから後部隔壁が破裂したんじゃないのという噂になりました。しかし、それは関係ねえ。この当時はアメリカに、みんなヘイヘイ言って従っていました。アメリカの航空会社を起訴するなんてことはできません。それをチェックしたJALの飛行機のチェックが甘かったんじゃないかということになりました。

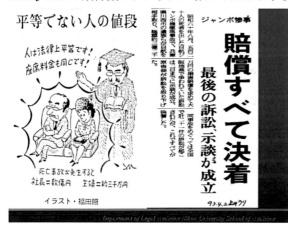

全員不起訴。刑事事件は不起訴で終わり。そして何年か経ちまして、損害賠償すべて決着というふうにニュースが流れました。これがウソです。皆さん、ニュースは本当のことを報道していると思ったら大間違い。見てわかりますように、飛行機搭乗の同額の値段で乗っているのに、家庭の主婦は約3000万円しかもらえません。しかし社長は3億円もらっています。

これを平等と言うのですか、ということで書いています。座席料金は同じですけれども、損害賠償金は全然違います。賠償すべて決着と書いてありますけれどもウソです。1家族だけ、JALは許さないと言って、絶対に損害賠償金も請求しないしもらわない。遺体も引き取らないと言っている家族が1家族いるのを知っているのは一部の人だけです。

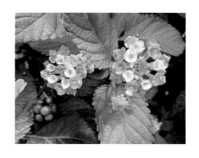

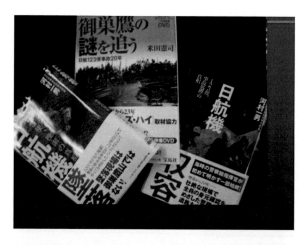

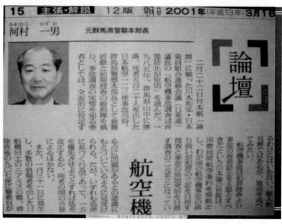

　いろいろな本が出ました。本が出ると、本を読んで本を信じてしまいます。しかし本はどのくらいウソをつくか。さっきの山崎豊子氏みたいに、現地にも行ってもいないのに、何書いているんだと思って見たら、群馬県警察の元本部長ですけれども、論壇というところに書きました。そして単行本も出しました。これは珍しいです。警察本部長には全部報告が上に上がってきます。私とは直接会っていないのですけれども、色々わかっています。本を見たらぶったまげました。川村一男氏は、「日航機遺体収容（イースト・プレス、200年）」において、身元確認班長が、出版した「墜落死体（講談社）」の明らかな誤りを指摘していた。「遺族の同意を得たときの心情を述べており、乗客女性について夫の了解をえた」と記載しているが、「夫も同乗していて共に死亡しているのである」。この誤りを見てすぐに電話を入れ質したところ、要領をえない返事だったという。「苦労させた元部下の著作を批判するのは心苦しいが、真実を明らかにしておかなければならない」と記載していた。さらに、「目が三つある死体があった」としているが、大きな誤りであるとも記載していた。

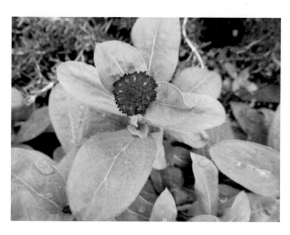

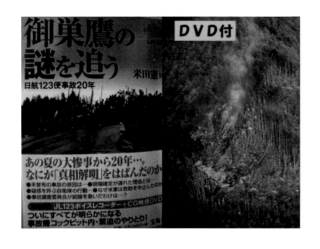

色々な本が出版されましたけれども、皆さんがもし読むとしたらこの本が良いと思います。これは共産党員が出した本なのです。実は飛行機の翼のところに燃料が入っています。翼が落ちています。よく見るとJALと読める。そこに火が出るのは良い。ぶつかって逆転して、頭の部分が裏返しになって、実は向こう側にいっている。そこがなんで翌日まで燃えているのですか。航空機の燃料はなんですか。ほとんどの人は知りません。航空機の燃料が火事になるのはわかります。翌日燃えているのは何故ですか。理屈に合わないんじゃないですかということに気が付いた人が出てきます。この本がなぜ良いかというと、DVDが付いている。このDVDが何かというと、実はこの中に応答している部分の一部が載っているからです。それを聞くと、あれ、翻訳している内容と、しゃべっている内容が違うなってことに気が付くはずです。さあ、皆さん方、真相究明ってそう簡単ではないということになってきました

（10）事故原因

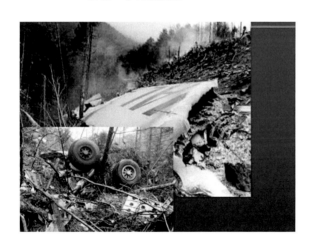

現場はこんな感じでした。翼のところが燃えるのはわかるけれども、遠くの木が朝まで燃えているのは何故ですか。日航機の生存者は4人というのが報道されたのですけれども、実は違いますよ。7人と報道されたのもあります。これは女性が半ズボンを穿いていたのですけれども、それを男の子に間違えて、ダブルカウントしたりしている。ご遺体だけじゃなくて、今度は遺書も出てきます。大変です。激突した瞬間に機体が3つに割れました。頭のほうが壊れました。二つ目のところは前のほうに流れてゆきました。一番後ろのところは、下の方にずり落ちている。

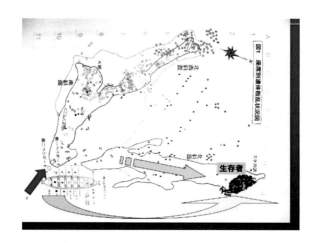

図1 墜落列機体鹿児尻况図

生存者

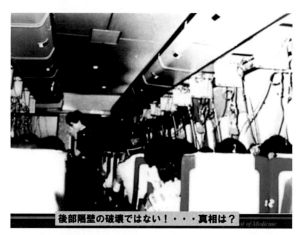

後部隔壁の破壊ではない！・・・真相は？

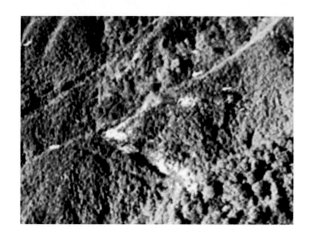

右下にずり落ちて、この中に生存者がいた。この中に人が生きているとは信じられません。スピードが500kmぐらいでバーンとぶつかったのだけれども、斜面をずり落ちたために、木がクッションになって助かった。4人の方が助かりました。遺書を書いていました。パパはほんとうに残念だ。あるいは、パパの分までみんな頑張れよとか、色々書いてくれました。

JALの飛行機事故の原因は、後部隔壁が破れたから。本当ですか。とんでもないといっている人がいます。この避難しているときに写真を撮った人がいて、その写真が焼けないで残ってくれた。どう見たってこれ後部隔壁の破裂じゃないです。後部隔壁が破裂すれば、霧が発生して真っ白になっているはずだ。なっていません。だってみんなマスクしているし、マスクしたスチュワーデスは立っていますから。本当の真相は何かというところで一部動き出しました。元スチュワーデスだったのですけれども、JALの優秀な先輩があんな事故でただ死ぬはずがない。何か残しているはずだ。おかしいというふうに気が付いて、そして本を書きました。一番問題は、この木が翌日にも燃えている。事故が起こって半日以上経ってもまだ燃えている。これはなぜだということです。

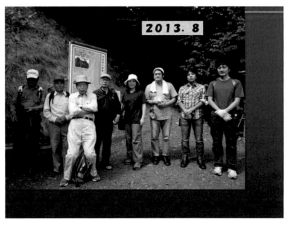

現地に行ってみるしかないということで、何人かの人を募って、2013年に山に行きました。一つひとつ見てゆきました。山の中に500キロの時速で激突していますから、色々なものはすでに採集しているわけですけれども、山の中に激突しているのです。雨が降ってどんどんまた遺品が出てくるのです。

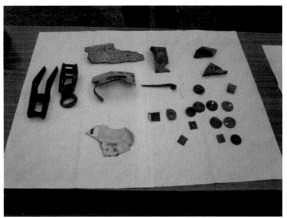

この一部分の部品を見て、どこどこの鍵ですとか、どこの一部ですというのがわかる人がいるのです、私の弟子です。今でも山ほどあります。だって高速で激突していますから。これをどうする、ああする、大事なものはもちろんJALに持っていってもらって検討してもらいます。

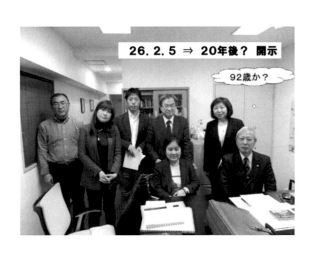

最終的には、色々な会をやっているのですけれども、日本では50年後にしか全部の資料は開示されません。というと、私は92歳にならないと開示されないので、生きているかどうかわからない。アメリカは30年で全部開示されました。アメリカのほうでは、この事故の資料は開示されています。それを全部一部の人たちは見に行っています。そしておかしいと言っています。

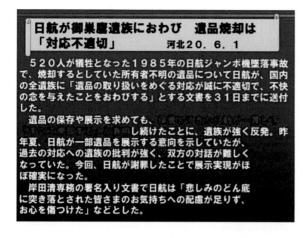

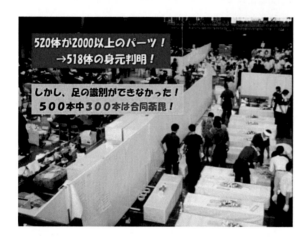

「520体が2000以上のパーツ！
→518体の身元判明！

しかし、足の識別ができなかった！
500本中300本は合同茶毘！」

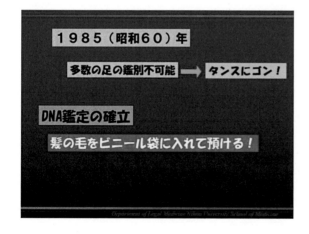

「1985（昭和60）年

多数の足の鑑別不可能 → タンスにゴン！

DNA鑑定の確立

髪の毛をビニール袋に入れて預ける！」

日航が保管していたものは、すべて焼却するなんて大問題になって、ケンカになったり色々しています。証拠を全部隠そうとしているのか。日本の秘密保護法は50年後にしか開示されません。

このボーイング120機を購入して、ジャンボ大国になった日本ですけれども、このボーイングの747は現在製造されておりません。

この520体が2000以上のパーツになって、518体の身元が判明した。これは世界新記録（初記録）です。絶対に破られません。しかし、表向きはそうですけれども、足が500本あって、300本の区別がつかないために、合同茶毘にしました。これが悔しい。そのあとどうしたら良いかというのでDNA型鑑定に発展しています。

昭和60年から、日本大学法学部で講義していました。風呂場は濡れていて足紋が取れない。だから外国旅行にゆくときに足が大切なのだ。お父さん、今から外国に行くのだけれどもといってタンスに丸を書いて、そこに足紋をつけて出かけなさい。これをタンスにゴンと言う。

今はこのタンスにゴンはいらない。DNA型が確立されましたので、今はお父さん外国に行くよといったら、髪の毛をむしってビニール袋に入れて持ってもらえば、指毛一本まで全部わかります。

（11）台湾航空の飛行機事故

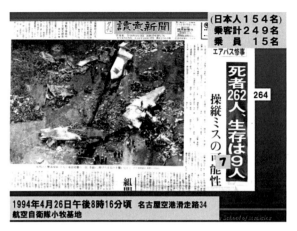

（日本人１５４名）
乗客計２４９名
乗員　１５名

エアバス惨事

読売新聞
THE YOMIURI SHIMBUN

死者２６２人、生存は９人

操縦ミスの可能性

264

組

1994年4月26日午後8時16分頃　名古屋空港滑走路34
航空自衛隊小牧基地

School of Medicine

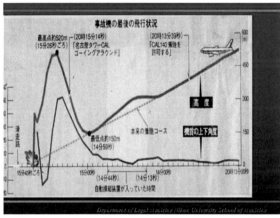

Department of Legal Medicine Nihon University School of Medicine

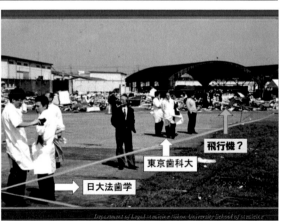

東京歯科大

飛行機？

日大法歯学

Department of Legal Medicine Nihon University School of Medicine

　1971 年のＡＮＡの大きな事故が起こってから 14 年経ってＪＡＬの飛行機事故が起こりました。そして、そのあとに起こった大きな飛行機事故はなんでしょうか。9 年経って台湾航空機事故でした。死者の数はこんなに違っています。約半数の台湾人も乗っていたのです。これは大変だ、現場は大混乱しています。

　実際に飛行機が降下しようとしたのですけれども、早く降りすぎた、危ないというので、もう一回ゴーイングアラウンドといって上に昇ったら、飛行機というのは水平にいると浮いているのです。垂直になった瞬間に浮力を失って、ドーンと堕ちてしまいました。

　そこで、「2 泊 3 日で名古屋城を見にいくぞ、希望者は午後 7 時の新幹線に乗れ」といったらすぐについてきた。押田さんが何かやるらしいぞ。名古屋に飛行機が堕ちた。日大歯学部と東京歯科大の先生たちを含めて、7 人ぐらいの人が来た。押田先生が来いって言うなら何かあるに違いない。

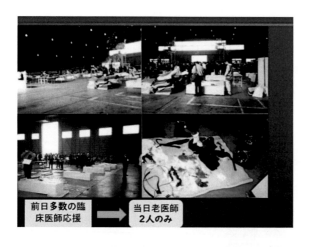

前日多数の臨床医師応援 → 当日老医師2人のみ

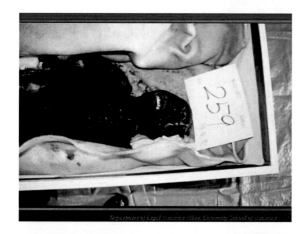

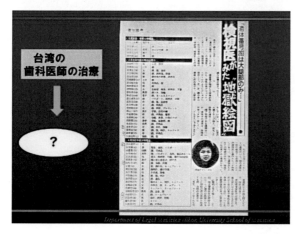

台湾の歯科医師の治療 → ？

　初日に二百何人のうちの日本人は全部検査が終わった。二日目、今度は主として台湾人の検査というのは難しい。そうしたら、名古屋大学の法医学教授（医学部長）が、「押田くん、自分は現場に居られないので、あとは頼む」。現地に送ったままいなくなった。前の日は多数の臨床の医師もいたけれども、二日目に見たら80歳過ぎのお爺さんが2人しかいない。1時間待っても何の動きもないので、私と日本医大の大野教授と、「やっちまおうぜ」、ということで現地の警察の幹部を呼び出して、2人でこうする、ああするとやっていった。

　やっぱり火事になっていました。しかし、幸いなことにバラバラになっていません。後ろからドーンと落ちた。ＪＡＬの飛行機事故のときに助かった人は、最後尾にいた人です。だから後ろに乗るのが流行だって言ったら、今度は後ろから落ちてしまった。

　歯科法医学の先生も来ました。「歯型が大事だから、台湾の歯医者さんのカルテを取り寄せろ」と言ったら、薄ら笑っていたのです。台湾の歯医者というのは、これはなんの略語だか知っていますか。ウソつきの略。歯抜いているとカルテに書いてあるのに、歯が全部揃っていたのです。歯科の先生はよく知っている常識だそうです。私は初めて知りました。

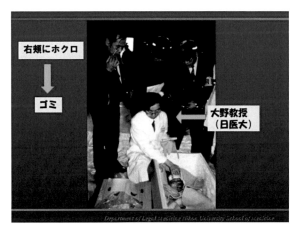

右頬にホクロ

ゴミ

大野教授
（日医大）

Department of Legal Medicine Nihon University School of Medicine

　一日目は日本人の検査が終わりました。二日目は台湾人と外国人です。難しいケースだけ残っています。大野教授が見て、ここにホクロがありますよねって、耳の前にホクロがある。台湾の人が、「これはお母さんだ」といって離さない。そうしたら、そばにいた暴力団系の、長野県出身の人なのですけれども、「俺の母親に何すんだ！」とケンカしかけてきた。「ちょっと待て、場所を外せ。なんで自分の母親だって言っているんだ？」「あれは俺の母親に間違いないんだ」と歯型を持ってきた。ちょっと待て。

　この台湾の人に台湾語の通訳してもらって、「お母さんだと言っている根拠はなんですか？」「右の頬にホクロがあるからです。」大野教授が、「ここにホクロがなかったら、お母さんじゃないんだね」、と確認取ったら、「はい」。そこで、ポイッとはじくとゴミだった。ゴミですよ。「お母さんは別なところにいるんだから、早く行かないとみんな火葬されちゃうから行け」といった。今度は暴力団関係の人を呼び入れて、「おまえのお母さんだという根拠の歯型を見せてくれ」。歯を調べたら間違いありません。「おまえのお母さんだ。持っていって良い」と言った瞬間に、もう涙を流して喜んでくれました。台湾人が俺のお母さんを盗もうとしているといって、大ゲンカになっていたのです。そういうことが、一件一件全部出てくるわけです。

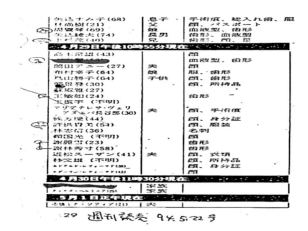

　もう、見るとわかりますように大変です。歯型、歯型、多いです。手術の痕。

　フィリピン人が死んだというので電話したら、電話に本人が出た。こういうの常識ですから。そういうなかで個人識別をやってゆくわけです。このようなことは報告書にも書いてないのです。

２．大地震と個人識別

（1）阪神大震災

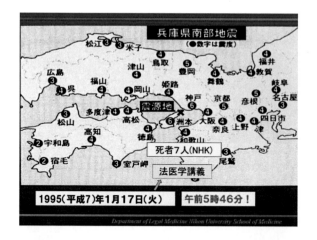

兵庫県南部地震
（●数字は震度）

死者7人（NHK）

法医学講義

1995（平成7）年1月17日（火）　午前5時46分！

Department of Legal Medicine Nihon University School of Medicine

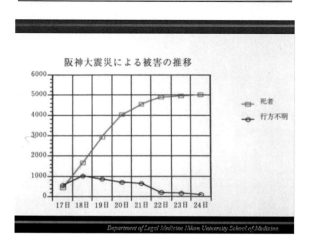

午前7時
死者7人

✖死者・行方不明者数の推移

月日	日時		死者	行方不明者	合計（人）
1/17	午後	0:45	355	580	935
（火）		1:30	436	583	1019
		3:45	683	534	1217
		5:45	1037	577	1614
1/18	午前	0:45	1681	1017	2698
	午後	0:45	2014	1058	3072
1/19	午前	0:45	2943	870	3813
		11:45	3109	645	3754
1/20	午前	0:45	4047	727	4774
	午後	0:45	4087	715	4802
1/21	午前	0:45	4555	665	5220
	午後	0:45	4612	501	5113
1/22	午前	0:45	4914	202	5116
1/23	午前	0:45	4984	166	5150

1995（平成7）年1月17日（火）午前5時46分52秒　阪神大震災

阪神大震災による被害の推移

□ 死者
○ 行方不明

Department of Legal Medicine Nihon University School of Medicine

次は阪神大震災です。震源地は淡路島です。1995（平成7）年1月17日、午前5時46分、火曜日。火曜日の午前中は、日大法学部の講義です。「お父さん大変だよ。起きなさい。NHKでニュースやっている」といって起こされた。物凄い地震で確かに凄いです。NHKでは死者7人と放送していた。死者7人だったら、法医学の講義に行くからと法医学の講義に行きました。お昼まで講義をして、帰りにタクシーに乗って、タクシーの運転手さんに、「ニュースつけてくれ」とお願いした。死者四百何十人、行方不明者五百何十人、合わせて1000人。おいおい、御巣鷹山524人で、1週間行ったんだよ。今度の阪神大震災では神戸大学には監察医務院があるから、監察医が多数いる。その人達が行ってくれれば良い。大きな事件になればなるほど、ニュースがグラつく。

新幹線が動いていなかったからラッキーです。新幹線には2000人乗っています。誰が乗っているかの名簿がないのです。世界中の人を対象に2000人調べろといったら、こんな大変なことはないです。新幹線が一番大変なので動いていなかったからラッキーでした。

142

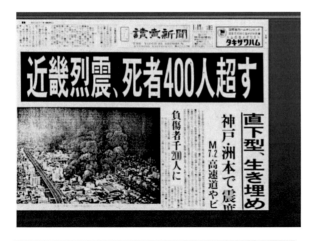

夕刊見てください、死者400人超すと一面に書かれています。実は6000人死んでいたわけです。

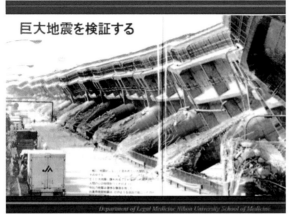

これが現地の写真です。高速道路が崩壊。この写真撮影した人は偉いです。翌日行ったら全部ビニールシートが貼ってありました。なぜか。中から空き缶とかビール缶とかいっぱい出てきたから。ゴミ捨て場のゴミをこの中に入れていた。だから崩壊したのです。そういことを皆さんわかっていますか。

夜になったら1600人。おいおい、どんどん増えててくるので、だめだこりゃというので、水曜日は教授会で動けない。やっと動けるようになったので、すぐに行こうと思いました。

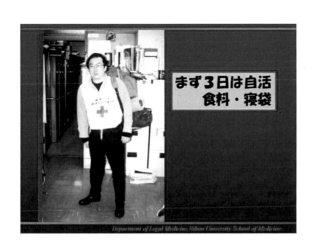

まず、2泊3日自活できるように食糧を全部持って、寝袋を持って現場にボランティアとして行く。これが現地に行くときのボランティアの姿です。

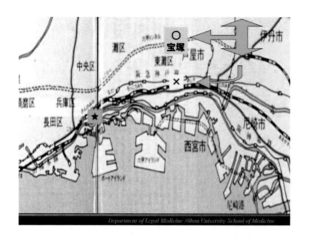

入試の日程が終わったので出張です。左側の場所が目標にしている警察署です。しかし、空港に着いたときどうするか。海岸側は全部通行止め。そこで山のほうから行こう。ちょうど個人タクシーが、昨日も行きましたと言うから、よし、じゃあ山側を通ってくれ。なぜか。宝塚がある。目的地は宝塚劇場じゃないのです。劇場の隣に手塚治虫記念館があります。手塚治虫を講演会で仙台に呼んだことがあるので、それが大丈夫かどうかを見にいったら、なんともない。

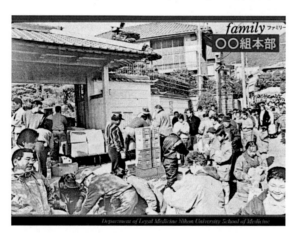

次に行くところは決まっている。○○本部に行け。行ったらもうすごいです。人が山ほどいる。ここは手入れをする予定になっていたのですけれども、それがバレたために、井戸を何本も掘って、それから中に食料品を山ほど買っていた。それが全部活きたわけです。某組の手入れができなくなった。結局手入れしたのは2年後になりました。

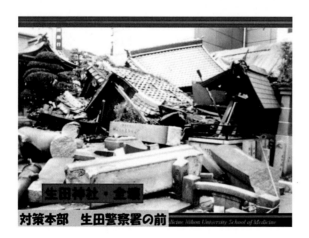

対策本部　生田警察署の前

だんだん近くなりますと大変です。

生田警察署の前の神社が全部壊滅しています。なぜ壊滅したかを知っていますか。関東と違って、台風で屋根を持っていかれるのが嫌で、屋根の板のところの上に土を盛ってから、煉瓦（瓦）を置いているので重いのです。そのために壊滅しているのです。

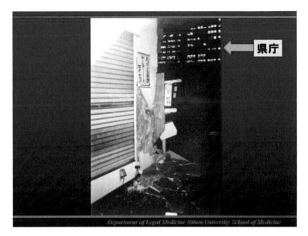

これが、泊まったところの近くです。向こうが県庁で、県庁は無事に残っています。手前を見てください。幸せ銀行。幸せですか。

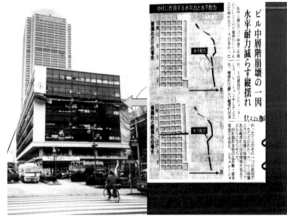

市役所も新しく建設したところは大丈夫でした。手前が古い建物です。9階建てなのですけれども、7階が壊滅しているのです。揺れるときに中間が壊滅するのです。今でも6階建てで改装されて残っています。行ってみてください。元は9階建てです。

隣のビルが寄りかかってくる。大変です。死体検案書も6000通ですから、500体と違います。

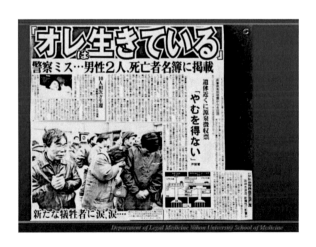

早朝は寝ていましたから、寝ているときに朝5時何分に道路を動いている人は2種類しかいません。一種類は新聞配達、牛乳配達。もう一種類は泥棒。殆どの人が家庭内にいましたから、生命保険、健康保険証があります。そこに死体があるから、その人に間違いないと思って火葬していたら、「なんで俺の名前で火葬するんだ」といってきた。その人はこっそり遊びに行って、他所に行っていたのです。家の中にいたのは別な人だった。こういう事例があるのです。

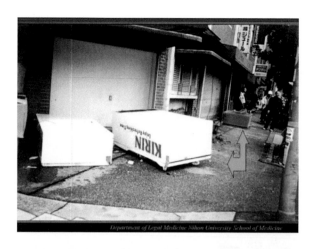

Department of Legal Medicine Nihon University School of Medicine

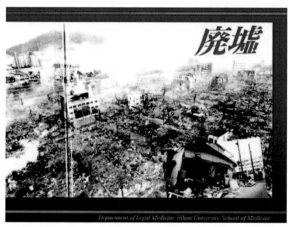

廃墟

Department of Legal Medicine Nihon University School of Medicine

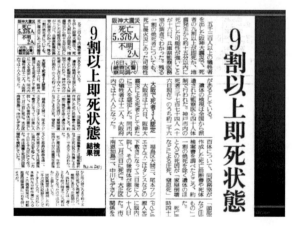

ガラスの破損が怖いです。もう一つ、何を見に行ったか。自動販売機が倒れています。これが倒れたら、普通の子どもさんたちは絶対だめです。見てください、こうなります。もう一つ、自動車の駐車場で二階建駐車場から車が落ちてきています。もう一つ、モノレールの崩壊。

火事になってきたときに、皆さん知らないと思いますが、ここにいる人たち、ほとんど不法占拠の人です。消防自動車はホースをつないでいますけれども、水が充分出ません。燃え尽きれば新しく街をつくり直せる。三日三晩燃えてキリスト教の像のところで火事は終わりました。ここで止まった。今行ってみたら火事の跡形もないです。火事場で発見された骨が動物の骨なのか、人間の骨なのか判別しなければいけません。火事場は大変です。

「9割以上即死状態」じゃあ、1割は何をしていたのか。木が崩れ落ちている。動けない。6300人も死亡していたのに、朝のNHKニュースでは7人死んだと報道していました。これが大震災の時の報道状況です。そういうことで、大災害時の法医学的な役割について、初めて記載したのが、「死人に口あり（実業之日本社、2004年11月）」でした。

（2）地震とは

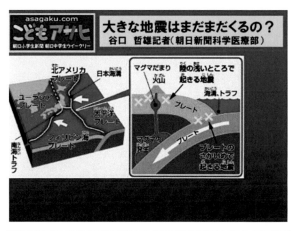

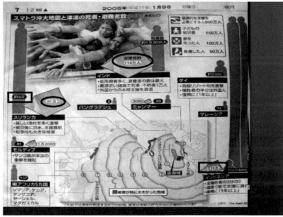

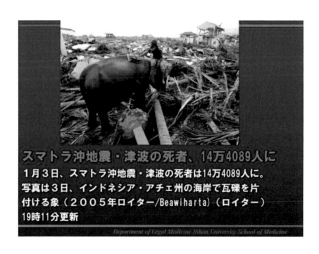

スマトラ沖地震・津波の死者、14万4089人に
1月3日、スマトラ沖地震・津波の死者は14万4089人に。
写真は3日、インドネシア・アチェ州の海岸で瓦礫を片
付ける象（2005年ロイター/Beawiharta）（ロイター）
19時11分更新

　大きな地震はまだくるのだ。地震というのは太平洋プレートの境目で発生するとされています。ちょうどヨーロッパ旅行しているときに発生したスマトラ沖地震（2005年1月）。

　死亡者が11万人とか、3万人とか、避難した人114万人とか。特にすごいのはインドです。インドではこの海岸沿いに住んでいた人はほとんど不法占拠でした。外国から応援に行くと申し入れたら、「来るな！」。不法占拠している人が全部死んだ。そこへ外国から応援が来てもらっちゃ困る。できれば反対側からも地震が起こってほしいと言っているのではないかとウワサされているのがインドなのです。もう普通の考えではありません。

　ちょうど外国にいた時でした。
　外国では死体の写真もどんどんTVで映すのです。映さないのは日本だけです。
　やっぱり象は現場でも働くんだねと思って感心しました。材木をどけるのに象が働いていたのです。

（3）被害総額の違い

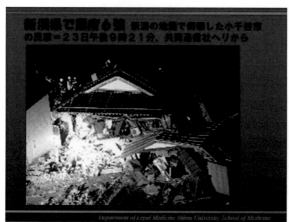

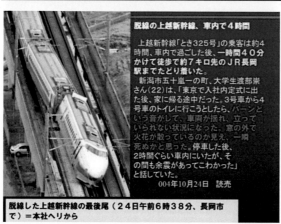

脱線した上越新幹線の最後尾（24日午前6時38分、長岡市で）＝本社ヘリから

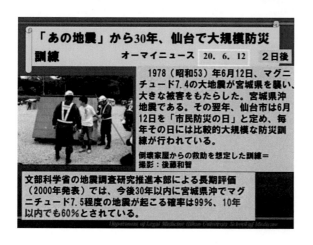

震度6の地震が起こりました。新潟地震で、平成16年10月23日。午前6時38分でしたので、新幹線が動いていました。

その時のJR東日本の大塚社長は高校の同級生。その時なんとイギリスに出張していたのです。脱線したのだけれども、それだけで済んだ。一人も死んでいません。電話でわかって、イギリスからすっ飛んで帰って来まして、翌日にはもう現地で指揮していました。

なぜ脱線して壊滅しなかったのか。東北新幹線の教訓で、雪国を動くときにどうしたら良いか。第三の道があるので、これがあったために脱線のみで助かったのです。新幹線がひっくり返ったらもう大変です。地震で死亡したのは40人。負傷者がどんどん増えてゆきました。

阪神大震災では神戸壊滅、死亡者6000人を超え、被害総額911億円。新潟地震は死者68人でしたが、何と被害総額は967億円。死者の数で被害額を推定してはいけない。

仙台で大規模地震が起こってから30年経って、大規模災害のための対応をしよう。訓練をやった2日後に大地震が起こりました。震源地は岩手県。死者6人、負傷者155人。死者13人に増えましたけれども。なんと、被害総額1100億円。死者数と関係ありません。

（4）東日本大震災

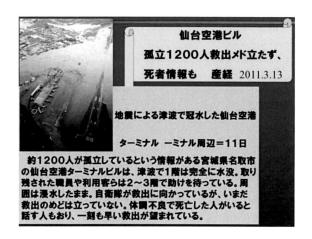

> **仙台空港ビル**
> **孤立1200人救出メド立たず、**
> **死者情報も　　産経 2011.3.13**
>
> **地震による津波で冠水した仙台空港**
> **ターミナル　ーミナル周辺＝11日**
>
> 約1200人が孤立しているという情報がある宮城県名取市の仙台空港ターミナルビルは、津波で1階は完全に水没。取り残された職員や利用客らは2〜3階で助けを待っている。周囲は浸水したまま。自衛隊が救出に向かっているが、いまだ救出のめどは立っていない。体調不良で死亡した人がいると話す人もおり、一刻も早い救出が望まれている。

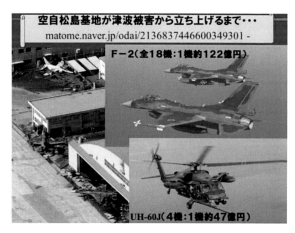

> **空自松島基地が津波被害から立ち上げるまで・・・**
> matome.naver.jp/odai/2136837446600349301 -
> **F－2（全18機：1機約122億円）**
> **UH-60J（4機：1機約47億円）**

> **あの日、松島吉のF-2が飛ばなかった理由：蒼き空を翔る守護者達**
> blog.livedoor.jp/sky
>
> 救難隊のヘリなら垂直離着陸できるので上げられたのではないか、という批判もあったが、当日は予定されていた訓練が中止になるほどの悪天候で、スタンバイしている救難機はなかった。仮にスタンバイしている機があったとしても、救難ジェットの主翼がしなって地面に着くほど激しい揺れに見舞われたとあっては、通常よりも綿密な機体点検が必要だ。
> 「そして、津波は地震発生から三十分ほどで到達するという警報が出ていました」三十分で津波が来るという警報が出た中、三十分かかる滑走路の点検に隊員を駆り出す選択はあり得ない。結果的に津波が来たのは一時間後だが、それはそれこそ結果論に過ぎない。「当時の基地指令が人命優先を即断して避難指示を出したからこそ、松島基地は勤務中の隊員に一人の犠牲者も出さずに済んだのです」もしも航空機を離陸させることに執着していたら、F-2の代わりに泥を被って倒れていたのは隊員たちだったのかもしれない。「松島基地はその後、無事だった隊員を全投入して災害救助活動に乗り出しました」

　東日本大震災が2011年（平成23年）3月11日14時46分に発生しました。夕刊に出ました。「マグニチュード8.8、国内最大の地震」が発生した。死者が1000人超えた。冗談じゃないですよ。1万3000人が死亡していました。

　飛行場の飛行機が流れており、自動車が一緒に流れてゆく。空港ビルが水浸し。仙台で子どもたちと一緒に泳いだあの海岸が大津波。これが大震災です。

　さあ、空軍松島基地では1機122億円の救難機が18機壊滅。ヘリコプター47億円も壊滅。しかし、ブルーインパルス6機は九州新幹線の全線開通祝賀飛行のため九州に出張していたので無事でした。ヘリコプターは垂直に上がれば良いじゃない。そうすれば、津波きたって大丈夫と思います。

　津波は地震発生から約30分でくる。30分以内に飛行機は飛び立てない。18機全部壊滅。待機していた時には5分以内に飛べるのです。待機しろというときではない普通のときに起こったから飛び立てなくて大変だったのです。

東日本大震災と阪神・淡路大震災の被害の比較		
	東日本大震災	阪神・淡路大震災
死亡（2012.6. 20）	1万5863人	6434人
行方不明（2012.6. 20）	2949人	3人
漁 船	2万2000隻以上	40隻
農 地	2万3600ha	213.6ha
被害額	16兆 – 25兆円	9.9兆円

阪神・淡路大震災と東日本大震災を比較してみると、死者数は一万数千人と六千数百人です。一番凄いのは漁船です。2万隻と40隻です。農地は2万ヘクタールと200ヘクタール。被害額は16兆円～25兆円と9.9兆円で全然違います。

「想定」がおかしい　竹森俊平慶應義塾大学教授

あらたにす（読売・朝日・日経）　2011年06月24日

6月22日の朝日新聞夕刊「窓」にとても面白い記事が載っている。
『「原や野や道はすべて青海原となり……溺死（できし）者は千人……」日本三代実録にこう記され、今回の津波との関連で注目される貞観津波（869年）の痕跡が、地質学的な調査で初めて確認されたのは1990年のことだ。仙台平野は内陸3～4キロまで浸水、実録の記述もほぼ事実らしいとわかった。
論文発表したのは宮城県女川町にある東北電力女川原子力発電所建設所のチームである。その一人、千釜章（ちがまあきら）企画部部長によれば、女川原発2号機の設置許可申請のための調査の一環だった。
1970年、同1号機の申請の際は歴史的な文献の調査により、想定される津波の高さは3メートルとした。その後、古地震の調査技術が進んできたので、掘削して貞観津波の痕跡を探すなどの調査や研究を行った、という。その結果、想定される津波の高さは9.1メートルになった。
1号機建設の時から3メートルの想定に対し、「総合的な判断」で敷地を14.8メートルの高さに造っておいたことが今年、効果を発揮した。
女川原発は今回の地震で地盤が1メートル沈下、そこへ13メートルの津波が来た。80センチの差で、直撃を免れたのだ。』

東京電力の原子力発電所が壊滅したが、東北電力はなんともありません。なぜか。昔地震で岩手県のほうでは、山の上まで津波で船がきたので、高さ14.8mのところを1cmも削ってはいけないとした。そこに女川原子力発電所をつくった。実際は1m沈下したのだけれども、13mの津波がきて、80cmの差で直撃を免れた。この違いは何か。削って削って海に近いところに泥を運べば良いという考えだったのが東京電力。一方、1cmも削らないでつくった東北電力。この違いは大切です。

東日本大震災：血縁者のDNA採取　犠牲者の身元特定へーー県警、25カ所で　/福島　毎日　23.5.14

東日本大震災で犠牲になった死者の身元を特定するため、県警は13日、県内各地で血縁者のDNA採取を始めた。22日まで25カ所＝表参照＝で実施する予定で、県警は「1人でも多く家族のもとに遺体を返したい」と提供を呼び掛けている。県警によると、13日現在で、震災の死者1562人のうち208人の身元が分かっていない。これまで体の特徴などから身元を特定したが、震災から2カ月過ぎて腐敗が進み、DNA鑑定の必要性が増しているという。
この日実施された福島市のあづま総合体育館では、警察官が行方不明者の血縁者に、身長や献血歴などを聴取した後、スポンジの付いた専用キットでほおの内側の細胞を採取。身元不明の遺体のDNA型と照合し、身元確認を進めるという。行方不明者のへその緒や使用していた歯ブラシなど本人のDNAが検出できる試料の提供も受け付けている。
実母の行方を探しているという南相馬市原町区上渋佐、無職、新川芳秀さん（61）は「採取は痛みもなくすぐに終わった。震災後、何度も遺体安置所に足を運んだが見つからない。震災で亡くなった父と一緒の墓に入れてあげたい」と話した。

血縁者のDNA型鑑定でやっとお母さんに会えました。まだまだ身元不明な人が多いです。

我々同級会で東日本大震災の痕跡を見学に行きました（平成25年6月）。

150

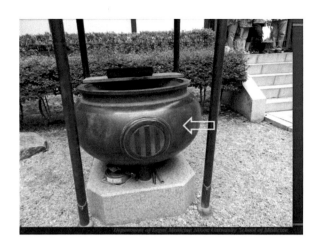

伊達政宗がなぜ凄いか。松島に瑞鳳殿をつくりましたけれども、松島の多数の島々のおかげで、津波は全部そこで阻害された、実際この線まで水が上がってきたけれども、なんの害もない。松島の周辺は壊滅しているのです。瑞巌寺はなんともないのです。これが伊達政宗の凄いところです。

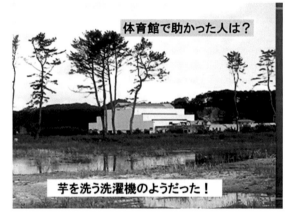

体育館で助かった人は？

芋を洗う洗濯機のようだった！

こっちは大変でした。避難した体育館で人はどうなった。芋を洗う洗濯機のように死体が流れた。お墓も壊滅。標高56mのところの日和山公園から見たら下は壊滅。硯石で有名な雄勝 (オガツ) では、ビルがドデッとひっくり返ったままです。津波がどこまできたと思いますか。港の上の建物の柱の32mまで津波がきた。

大川小学校では小学校の先生と生徒が大量に死亡しました。川はすぐそばを流れていますけれども、海岸なんか見えないのです。そこに津波が上がってきたのです。現場に行ってみても想像できません。校庭で児童を待たせていた。裏山があるのですけれども、山に登っちゃいけないとされていた。児童を校庭に並ばせて、30分以上どうしていいかというので、やっと移動することで、川のほうに向かったところで、川から津波がきた。裏山に行けば全員助

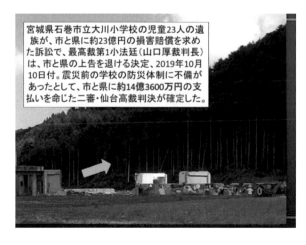

宮城県石巻市立大川小学校の児童23人の遺族が、市と県に約23億円の損害賠償を求めた訴訟で、最高裁第1小法廷 (山口厚裁判長) は、市と県の上告を退ける決定、2019年10月10日付。震災前の学校の防災体制に不備があったとして、市と県に約14億3600万円の支払いを命じた二審・仙台高裁判決が確定した。

かったはずです。ドキュメントの映画の計画が進行しています。

(5) 地震被害の後

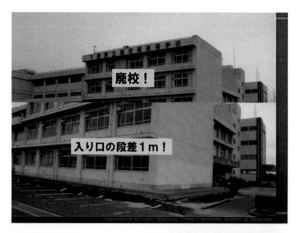

浦安に行ってみました。液状化です。この高等学校は廃校になっています。どこも壊れていないように見えますけれども、入り口の段差が1m、液状化です。こちらは交番です。一番大事な交番が液状化で壊れています。

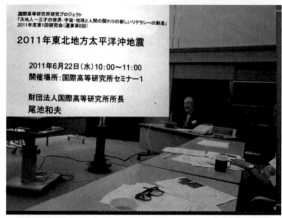

京都の天地人という研究会に呼ばれて、大地震について教育をうけました。尾池和夫[11]さんというのは地震の大家なのですけれども、総長を京都大学でやった人です。その人の講演を聴きました。ビックリしました。私たちは何も知らないということがよくわかりました。

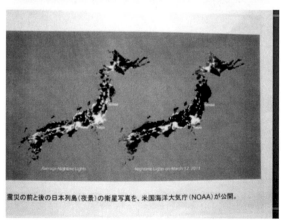

衛星写真を見ると、地震が起こったあとではこんなになっているのです。東日本大震災ですけれども、そこから何が起こってくるのか。地盤で伸びあがるところもあるし、沈下するところもある。チリ沖地震でこっちにもきましたけれども、この地震の影響で、南アメリカまでやっぱり影響がいっている。

---

11 尾池和夫：1940年生まれ。地球科学者（地震学）。京都大学理学部教授、総長。国際高等研究所所長。

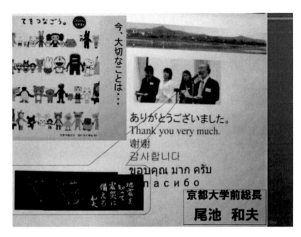

さあ、これからどうなるのでしょうか。

この次の地震はどこにくるのでしょうか。地震は早く起これば起こるほど小さい。遅くなればなるほど大きくなる。東南海地震が起こるとどうなる。三重県と名古屋の境のところは全部水浸しになります。大阪は新幹線の駅のところまで水がゆきます。しかし、大阪城も名古屋城も完璧に残ります。

なぜか。1000年の歴史を調べてお城をつくっているからです。さあ、地震がきたときどうしたら良いのですか。大切なことは手をつなぐことです。地震を知って震災に備えるということが大切ですと教えられました。

3．今後の大地震

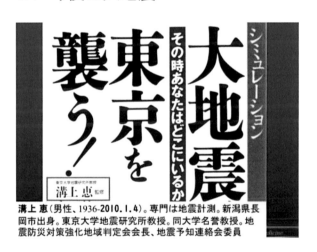

今後の大地震についてちょっとだけ話します。大地震が東京を襲った時、皆さんは生きていられるでしょうか。「大地震が東京を襲う！」という本を溝上恵[12]さんが書いた。もう亡くなっていますけれども、この人が地震の大家です。まず、高層ビルの中にいた時、46階にいた時に地震が起こったらどうしたら良いか。ウォータフロントのディズニーランドにいた時、地震がきたらどうしたら良いか。

高速道路を運転している時にはどうなのだ。地下鉄にいたらどうする。全部書いてくれました。

---

[12] 溝上恵：1936-2010年。地震学者。東大地震研究所教授。

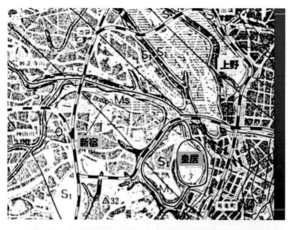

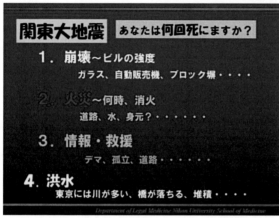

東京というのは、複雑な地形をしています。皇居は比較的大丈夫です。そして上野の山は大丈夫です。新宿は新しい宿と言って、都庁が移転しています。ということは大丈夫です。火事で焼ける所は世田谷区から大田区まで、安心だと思っている所が、意外と火事で大震災の時には災害に巻き込まれる可能性があります。

さあ、関東大震災のときに気を付けなければいけないことは何でしょうか。一つは、ビルが崩壊するときにガラスが落ちてきませんか。もう一つは、何時頃に地震が起こるかによって火災が起こります。火災が起こる木造建築が建っている所は、他人の火事で焼けてくる可能性があります。デマ情報もありますけれども、東京の場合には阪神大震災と何が一番違うか。洪水です。阪神大震災のときには川があまり影響していなかった。荒川、隅田川、多摩川、東京には川が多いのです。橋が落ちるとダムになって洪水が起こります。あなたが住んでいる所では、何回死にますか？ というのが質問です。

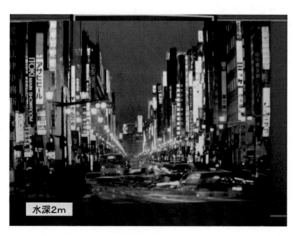

東京の銀座は凄いです。人も凄いし物も凄いのですけれども、荒川が洪水になりますと、水深2mになります。店は全部シャッターが閉められてしまって、水深2mで生きられる人は、身長2m50cmの中国人だけです。助かる可能性がある人は、バスケットボールのコートに飛び移ることができる人だけです。階段、どこにあるのですか。遊歩道しかない。銀座に遊歩道ありますか。

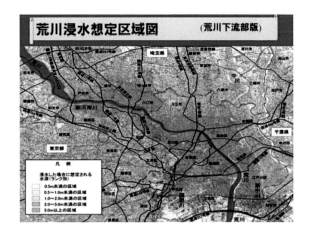

さあ、首都圏を襲う大規模災害で、どうなるか。荒川が壊滅したときにどうなるかというと、この青い所は全部水だらけです。「もし東京で大水害が起こったら」というビデオも既にあります。

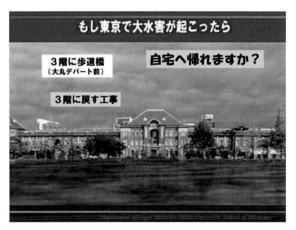

東京駅が水深2m。地下に電源があったら新幹線が動きますか。自宅へ帰れますか。戦争で2階建にした東京駅を、3階に戻したわけですけれども、これはこういうことを色々考えているわけです。そして、前の大丸デパートには3階に歩道橋があるのはなぜですか。よく考えてみてください。

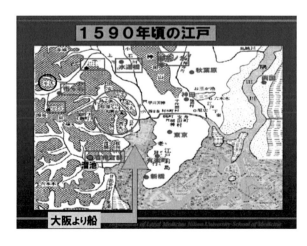

東京というのはどういう所かというと、これが昔の地図です。東京湾というのはどこまであったか。大阪から船が来ていたのです。今の東京の風景と違いますよ。さあ、皆さんが住んでいる所は大丈夫ですか。ということになります。

確かに埼玉県行田市でも貝塚が発見されており大昔には海岸だったといわれております。

自治体による各地域被害想定		
	死者数（人）	建物破害
東京都・区部（1978年）	35,675	木造全壊 62,223棟 / 木造焼失 473,269棟
東京都・多摩（1985年）	1,658	木造全壊 2,188棟 / 焼失 148,308棟
神奈川県（1988年修正）	13,810	大破 151,820棟 / 焼失 603,470棟
千葉県（1984年）	14,000	全壊 25,000棟 / 焼失 167,000世帯
埼玉県（1982年）	10,356	木造大破 11,803棟 / 木造焼失 122,760棟
川崎市（1988年）	3,120	木造全壊 5,441棟 / 焼失 32,820棟
横浜市（1986年修正）	5,600	大破 41,000棟 / 焼失 262,000棟
国土庁（1988年）	150,000	木造大破 341,000棟 / 焼失 2,600,000棟
関東大地震	142,807 不明含む	全壊 128,266棟 / 焼失 447,128棟

※「冬の夕方、相模トラフ上でM7.9の地震が発生」の想定を比較。風速は4～10m／秒、カッコ内は発表された年

自治体による被害想定です。国土庁ではなんと15万人が死亡するというふうに、関東大震災並みに死亡するとしていました。今では東京都3万5000人とか言っていますけれども、大丈夫ですか？

早ければ災害は小さい。遅くなればなるほど地震のエネルギーが溜まって大震災になる。

岩手県から宮城県、茨城県、千葉県まで小地震がきていますけれども、その地震が房総半島を超えた瞬間に、東南海地震でドーンとくるんだよということを、天地人の研究会で京都大学の前の総長さんの講演で知りました。

皆さんはどこへ逃げたら良いかということを、しっかりと考えておく必要があると思います。

今日はこれまでにいたします。

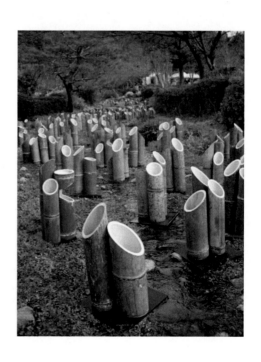

第八・講義

中毒

1．中毒について

（1）毒物検査法

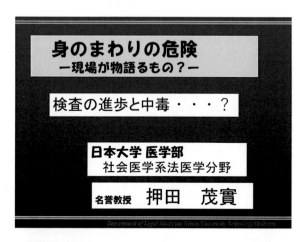

今回は中毒について話をいたします。身のまわりにどんな危険があるのだろうか。あるいは、現場が物語るものはなんだろうか。特に最近の中毒に関する検査の進歩と、実際の中毒の症例はどうなっているのか。そういうところについて話をしてゆきます。

毒物の検査法についてですけれども、薬毒物というと一般的には毒物、劇薬だけではなくて、医薬品や工業用の化学物質、農薬なども含めます。薬毒物が身体の中に吸収されることで起こるのが中毒です。それで死亡するのを中毒死と言っています。私どもがやっている法医解剖の場合には、薬毒物と死因との因果関係を解明するためには、どうしても必ず解剖所見とともに、鑑定の対象として血液や尿などの体液、胃の内容物、臓器中の微量な薬毒物の検出などを行います。

代表的な中毒には、家庭用燃料の不完全燃焼や火災のときに発生する一酸化炭素（ＣＯ）中毒が最も多くて、次いで自殺手段に用いられる農薬、医薬品による中毒が挙げられます。また、死因と直接的な関りをもつお酒を飲んだ場合のアルコール検出も行っています。

私が日本大学の教授になった後に、ちょうど大学病院のすぐ近くで起こった事件がありまして、最初に衝撃を受けたものです。何気なく病院に担ぎ込まれてきた患者さんですけれども、私の講義を聞いていた研修医の若いドクターが、「先生、わけのわからない患者さんが来て、何言っているかよくわからないですよ。そういう場合には毒物の検査をするということを先生から教わりました。先生、どうしたら良いですか?」。「そうしたら、尿と血液持ってこい」と言って検査したら、なんとその人からとんでもない薬物が検出されたのです。これが最初に私が日本大学の教授になって経験した、学生に講義をしていると、そういう良い結果が出るということに気が付いたのです。

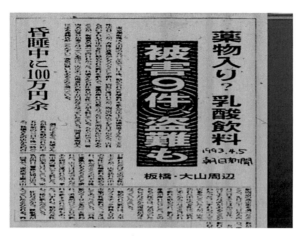

これは現金を奪われたケースですけれども、被害者が何を言っているのかわからない。つまり、変な飲み物を飲ませられて、おかしくなってしまっている。そのところに乗じて、継続的に色々なそういう事件を起こしていたのではないかということがわかりまして、そこから犯人逮捕に結びつくわけです。

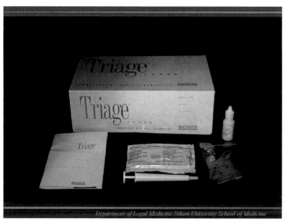

そのときに検査した方法が、Triage[13]（トライエージ）と言いまして、これが薬毒物検査のときの基本であります。スライドのように非常に簡単です。

血液とか試料を採って、この検査試薬の入っているところに1滴垂らすと、そこで青い線が出たところが薬毒物の可能性があるという、これは予試験ですけれども、非常に簡単に検査できます。

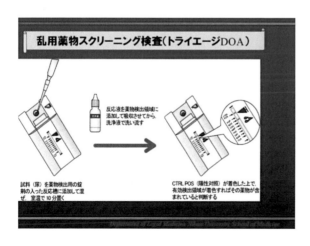

実際やりますと、こういうふうにしてピンク色になっていますけれども、そこに青い線が出たものが疑わしい薬毒物ということで、一般的に使われているようなものがここでチェックされます。つまり、試料を1滴そこへ垂らしただけで結果がすぐに出る。非常に簡単な非常によくできた予備検査です。ここに書いてありますような、8種類の薬毒物が簡単にチェックできます。

---

[13] Triage（トライエージ）：抗原抗体反応を利用し、8種の薬毒物群を堅守できる。

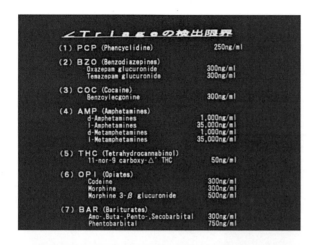

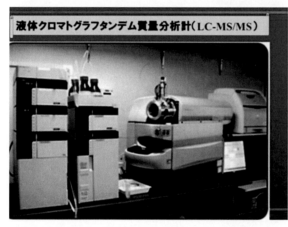

液体クロマトグラフタンデム質量分析計（LC-MS/MS）

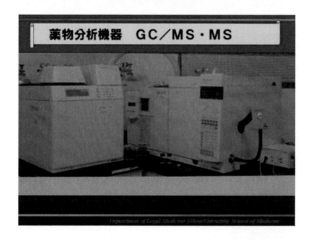

薬物分析機器 GC/MS・MS

　一番下を見るとバルビツレートで、これは睡眠薬。その上は麻薬、それからアンフェタミン、コカイン、そういうふうにして、一般的に使われているようなものがチェックできます。

　このトライエージの検査法は薬毒物検査の予備試験でありまして、確定できるわけではありませんので、これが出た場合には正式な検査をその後にいたします。

　これは場合によったら何億円とする機械ですけれども、液体クロマトグラフタンデム質量分析計、LC-MS/MS（エルシーマスマス）です。高価な機械になりますけれども、最終的にはこういう機械でチェックします。

　GC/MS・MS（ジーシーマスマス）が今では基本ですけれども、昔はガスクロマトグラフと言われていたもので検査していました。

　私が毎週木曜日に顧問で行っている、材料科学技術振興財団[14]、通称ＭＳＴと言います。世田谷にありますけれども、その会社はめちゃめちゃすごいです。LC-MS/MSが何台もあります。

　この前、ある大学の毒物検査をしている人が監査に来まして、見た瞬間に目が点のようになって、私はここに就職したいと最初に言ったぐらいです。

---

[14]　材料科学技術振興財団：1984年に科学技術庁管轄で設立。その後一般社団法人に移行。
　　　Foundation for Production of Material Science and Technology of Japan、通称ＭＳＴ。

(2) 一酸化炭素中毒

　実際に事件というのはどうやって起こるのだろうか。冬になりました。みんなでスキーに行こうよ、雪降っているよと言って、スキー場に行きました。前の晩に行って泊まって、翌日スキーをみんなでやろうと思ったのです。しかし、朝になっても誰も起きてきませんでした。なんと8人が全員死亡していたのです。スキーに行ったということは、健康に問題が何もないわけです。その人たちが8人全員死んでしまった。まだ日本が発展途上国だった時代です。

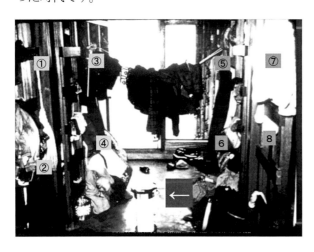

　ガラスの窓が閉まっています。その手前にある、石油ストーブ、夜中に誰かが寒いので火をつけた。そのために一酸化炭素中毒で8人が全員死んでしまった。それまで日本という国は、隙間風が入るということで、不完全燃焼が起こっても大丈夫だったようですけれども、この閉じられた中で、この石油ストーブに火をつけただけで8人全員が死んでしまうことになりました。

　最初にお話しするのは一酸化炭素中毒、COと言われているものです。これは何かと言いますと、炭素または炭素化合物が不十分な酸素供給のもとで不完全燃焼するときに発生する。そこに例として、理想的な完全燃焼の場合には、炭酸ガスとH_2O、水ができるのですよと書いてあります。不完全燃焼するとCOが出てくる。不完全燃焼で煤が出てくると、Cのカーボン、ススが出てくるのです。COは無色無臭、匂いもしません。色もついていません。比重は空気を1とすると、0.967、やや軽い。さも知ったかぶりのように書いているのを、化学の教科書と言います。

一酸化炭素（carbon monoxide, CO）

炭素又は炭素化合物が不十分な酸素供給のもとで不完全燃焼する時に発生する。

例) $C_3H_8 + 5O_2 = 3CO_2 + 4H_2O$ （理想的完全燃焼）

　　$C_3H_8 + 3\frac{1}{2}O_2 = 3CO + 4H_2O$ （不完全燃焼）

　　$C_3H_8 + 2O_2 = 3C + 4H_2O$ （不完全燃焼，煤）

COは無色・無臭で、比重は0.967

Department of Legal Medicine Nihon University School of Medicine

161

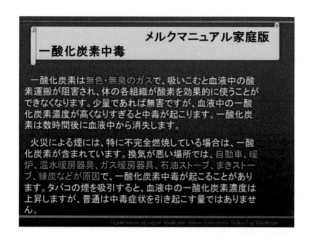

メルクマニュアル家庭版
一酸化炭素中毒

一酸化炭素は無色・無臭のガスで、吸いこむと血液中の酸素運搬が阻害され、体の各組織が酸素を効果的に使うことができなくなります。少量であれば無害ですが、血液中の一酸化炭素濃度が高くなりすぎると中毒が起こります。一酸化炭素は数時間後に血液中から消失します。

火災による煙には、特に不完全燃焼している場合は、一酸化炭素が含まれています。換気が悪い場所では、自動車、暖炉、温水暖房器具、ガス暖房器具、石油ストーブ、まきストーブ、練炭などが原因で、一酸化炭素中毒が起こることがあります。タバコの煙を吸引すると、血液中の一酸化炭素濃度は上昇しますが、普通は中毒症状を引き起こす量ではありません。

皆さん方が今吸っている、地球上の空気では酸素が十分にあるのですか。あるわけがないです。酸素は21%しかない。だから地球上で我々の近くでものが燃えれば、必ず一酸化炭素が発生するというふうに教えなければいけないのに、完全燃焼がさも地球上であるように書いている。これが間違いの元であります。無色無臭のガスですから、臭いで嗅ぎつけることができません。自動車の排気ガスの中、暖炉、温水暖房器具、あるいはガス暖房器具、石油ストーブ、薪ストーブ、練炭などが原因で起こってくる。地球上でものが燃えれば必ず不完全燃焼が起こるということを前提に考えなければいけないのに、そういうことすら実は教えられていない。

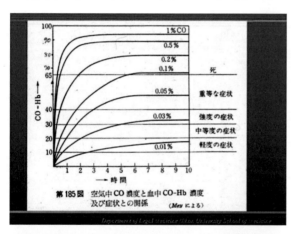

第185図　空気中CO濃度と血中CO-Hb濃度及び症状との関係
（Mev による）

CO-Hb濃度(%)	症状
0～10	なし
10～20	前額部緊迫感、軽い頭痛、皮膚血管の拡張
20～30	頭痛、側頭部の脈動
30～40	激しい頭痛、倦怠、めまい、視力低下、吐気、嘔吐、虚脱
40～50	同上、呼吸脈拍増加、仮死および虚脱を来たしやすい
50～60	同上、昏睡、痙攣、チェーンストークス呼吸
60～70	昏睡、痙攣、呼吸脈拍弱く死を来しやすい
70～80	脈拍微弱、呼吸遅く、停止、死

一酸化炭素は物凄い猛毒です。0.1%あっただけで死亡します。0.1%です。ほんの少しです。1%あったら、もう1時間以内に確実に死亡します。文句があるのなら、1%吸わせてあげましょうか。100%死にます。

実際に死ぬ場合はどうだろうかと言うと、CO-Hb（COヘモグロビン）の値が重要です。ヘモグロビンと一酸化炭素が結びつくと、CO-Hbは酸素と結びつく力よりも200倍ぐらい強いのです。一度結びついたら離れがたいのです。CO-Hbが10～20%ぐらいのときには、前額部緊迫感、大したことない。軽い頭痛。ところが、20～30%はそろそろ危ないです。何でわかるか。側頭部の脈動です。ズッキンズッキンというのを側頭部に感じた瞬間に、窓を開けろ！という、これを教育というのです。だから、ズ

ッキンズッキンきたときに、何もなければ良いなんて考えちゃいけない。これはヤバい！もう絶対におかしい。窓開けろ！と、こういうふうに言う。それを過ぎて30〜40％、激しい頭痛になったときには、めまい、吐き気で虚脱です。もうその先になりますと、一気に死亡にいってしまいます。こういうことを教えなければいけないのです。

個体燃料１ｇ当りのＣＯ発生量		
木 炭 ・・・・・・・・・	燃え始め	1.2 cc
	赤熱時	0.9 cc
豆煉炭 ・・・・・・・・・・・・・		1.2 cc
孔あき煉炭 ・・・・・・・・・		4.9 cc
薪 ・・・・・・・・・・・・・・・・・		7.8 cc

Department of Legal Medicine Nihon University School of Medicine

固体燃料１グラムあたりＣＯがどのくらい発生するのか見ますと、木炭、燃え始めが1.2cc。普通赤くなって燃えているときには、完全燃焼していると思いがちですけれども違うのです。0.9cc でほとんど変わらないのです。豆練炭も同じように1.2cc です。ただし、穴あき練炭の場合には、4.9cc。ドワーと増えます。もっと気を付けなければいけないのは薪です。薪には水分が含まれているので、7.8cc。物凄い量の一酸化炭素が出る。これは皆さんでもご存じのとおり、いろりで薪を燃やしているときには、窓を開けなければいけないというのは常識であります。薪を燃やすと不完全燃焼だけではなくて、色々なものが薪には含まれているので、変な匂いもします。ただし、一酸化炭素は無色無臭です。

（3）一酸化炭素中毒の自殺

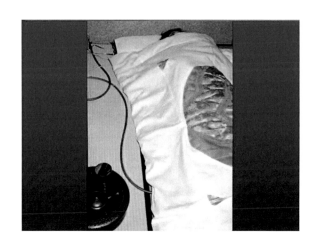

これは私が宮城県にいたときに経験したケースですけれども、東京の人があることで自殺をしようと考えて、松島を見たあと旅館で死んでおりました。よく見るとガス管が布団の中に入っています。ガスを出して死んでいる。若い女性だったですけれども、うつ伏せにしてみるとわかります。仰向けになって死んでいるのですけれども、死斑を診るとピンクのきれいな色をしています。

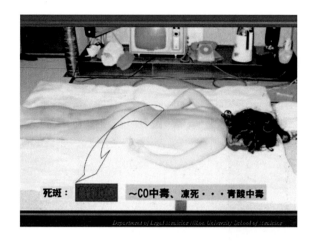

死斑がピンクのきれいな色をしている場合には、まず考えなければいけないのは、これは一酸化炭素。もう一つは凍死。そしてもう一つ、例は少ないですけれども、実は青酸中毒の可能性がある。これが我々法医学の人の考える常識であります。まず考えるのは一酸化炭素中毒。この人はガスをホースで布団の中に入れてそのまま寝ている。寝たまま死にたい、ということで死んでいます。これは一酸化炭素中毒。血液中のCO-Hb濃度のチェックが大切です。一酸化炭素が血中から検出されなければ、凍死あるいは青酸中毒の可能性があります。

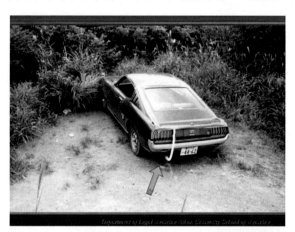

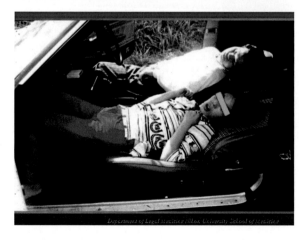

もう一つは、車の排気ガスをわざわざ室内にホースを使って入れている。こういうケースもあるのです。死ぬまでに大体数十分位かかりますので、人が変なことしているなと見つかる場所ではやりません。山の中とかそういう所でやります。この場合には、二人で心中したわけですけれども、これは明らかに一酸化炭素中毒。死斑もきれいなピンク色をしています。

このケースは警察にとっては物凄くラッキーなのです。なぜか。身元がすぐに車のナンバーでわかる。本人でなくても誰に貸したかというのでわかる。それから、自分の県の車なのか、他所の県のものかわかりますので、これは、非常に警察はラッキーというふうに言います。窓が開いていますけれども、実は窓のところはガムテープで全部閉めているのが普通です。山の中で人がいない所でやっているこういう人の場合には、本人はある面で言う

と、大願成就というふうになるのですけれども、そうでないケースがあります。それが練炭自殺です。

　自分のマンションとか、知っている人の家でやります。それも今はインターネットで死にたい人この指とまれ。男性3人が練炭で集団自殺。名前も住所もくわしく知りません。大阪府豊中市の人。兵庫県から来た人。この指とまれで集団自殺をする。その本人たちが死にたいと言うのを止めるのは大変ですけれども、周りがえらい迷惑になってくる。避難したり、まわりの人がまきこまれたりする場合もあります。そのうえ1週間の間に続々と起こっています。1日で計7人。ワゴン車内で4人が死亡。所持品などからすぐに身元がわかるのは、警察にとっては非常に捜査としては楽でいいわけですけれども、1週間でこんなになっていいのですか。これは新聞で報道すれば報道するほど、そういう自殺というのは流行してくるわけです。

（4）不慮の中毒死

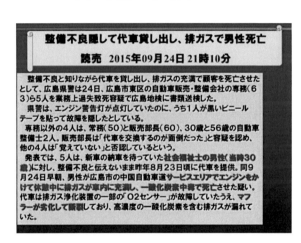

先ほどみたいに自殺したいという人が死ぬのは、なんとか止めたいのですけれども、仕方がない面もあります。そうではなくて、整備不良を隠して代車を貸し出して、その排気ガスで男性が死亡した。これは許すわけにはゆかないでしょう。そういうことになってきます。でもこんなことは、あまり皆さんの生活には関係ありません。

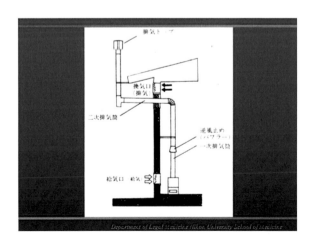

皆さんのお家に関係あるのは、お風呂場です。実はお風呂入っている最中に、ちょっとぬるいよというとガスをつけます。上にずっと上がってゆく煙突の途中で逆風止め、バフラーというのが付いています。必ずあります。そしてそれよりもっと上へいって、屋外に出て二次排気筒というのがある。そして屋根の上に換気トップが付いている。それでクルクル回って換気をする。更に部屋の下のほうに

165

は吸気口があって、上のほうに排気口がある。これが家庭内のお風呂の基本です。

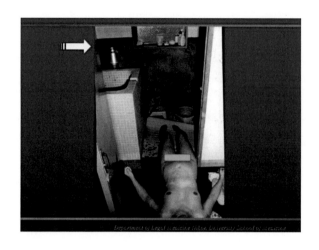

お風呂の中で事故が起こりますと、どうしても裸になっています。若い女性がお風呂場で倒れて、出てこないというので、ドアを開けた途端にドテッと倒れて死んでいた。理由は簡単です。お風呂のバフラーがあるのですけれども、煙突の上がない。これ「えんと」と言います。これはだめです。排気ガスが風呂場内に充満するわけですから、ちょっとぬるいぞとガスをつけた瞬間から、一酸化炭素がドワーッと出てくるわけです。そうすると、大体髪を洗い終わったぐらいで一酸化炭素中毒になります。

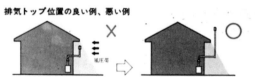

排気トップ位置の良い例、悪い例

上図のような場合、排気トップの位置が屋根面から600mm以上上方であれば、風圧の影響については全く問題ない。

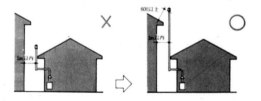

そしてもう一つは、煙突というのは、必ず屋根の上へ確実に出ていなければいけません。上の左側を見ますと、屋根の上へ出すと、台風で持っていかれちゃうから、屋根の下に煙突の先端がある。これは沖縄で多かったのですが、だめです。ところが、自分の屋根だけではないのです。隣に2階建ての高い家があった場合には、隣の屋根の上まで煙突がゆかなければいけないのです。自分の屋根だけではないのです。こういうことを皆さんは知っているかどうか。隣に240mのビルがあったらどうする。240mより上にいかなきゃいけない？ 実際には、そこには必ず空間があるので、これは1m以内に建物がある場合です。だから、街中の建物というのは、隣に5階建てがあった場合には、5階よりも上まで煙突がいっていなければ「えんと」ではだめですよということになるわけです。こういうことを知っている人が少ないです。

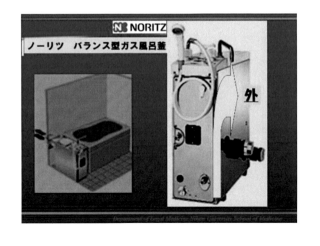

そういうときのために、今ではバランス型風呂釜というのができております。何かと言うと、煙突がないように見える。壁のところにちょっとした穴が出るだけです。外側から空気が入って、中で燃えているようなふりをしながら、内筒から全部一酸化炭素が排出される。強制的な排出をしているわけです。これは煙突がないように見えるけれども完璧なものです。ただし、気を付けなければいけないのは、プロレスラーと柔道愛好家です。なぜか。お風呂場の中で遊んでいるときに、このバランス型のガス風呂にぶつかったときに、ゴリとなった瞬間にずれちゃうと、その瞬間からガスが漏れてくる。そういうことをしない限りはまず安全です。

　自分の所のお風呂がどうなっているかを見なさいというと、法学部の学生も必ず家に帰って見ます。お風呂に入ると、15分ぐらい経つとなんか頭が痛い。ズッキンズッキンすると言う学生が、必ず1000人いると2人か3人います。それで、「先生、お風呂場がおかしいです」と言ってくるので、「写真撮ってこい」と言うと撮ってきて、「これは絶対に直してもらわなきゃだめだよ」と言って直してもらっている学生が、毎年数人はいました。これが現状です。だから、ズッキンズッキンのところで気が付いたのは、私の講義を聞いたからだとこういうことになってくるわけです。

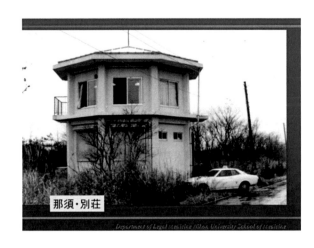

これは千葉県のある開業医の人が持っていた別荘です。どこだかわかりますか？　わからないですよね。どこにも情報がないですけれども、これは実は那須の別荘です。高級別荘です。なんと八角形をしています。こんな形のものは普通はありません。看護師さんよく働いてくれた。事務員もよく働いてくれた。明日から連休だから、おまえたち4人でうちの別荘に遊びに行っていいよといわれ、喜んで別荘に行った。しかし、連休が終わっても帰ってきませんでした。

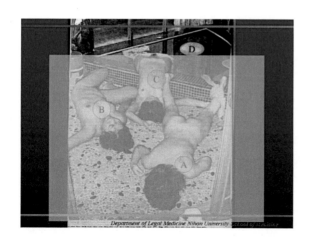

4人が真っ裸になってお風呂場の中で死んでいたのです。これを一酸化炭素中毒と言います。原写真を見せるとちょっとどうかと思うので、少し薄くしてあります。ＡＢＣＤ4人。Ｄさんはお風呂の中でうつ伏せになって死んでいます。全部一酸化炭素中毒です。なんでなったの？これ三角形の逆風止めも付いていますよ。煙突は上のほうに出ています。実は煙突もあるのです。

ところが、煙突の途中のところに、ウズラ[15]が巣をつくって卵まで産んでいたのです。もちろん熱がいってウズラは死んじゃいましたし、卵も焼き卵になってしまったのです。このために排気ができなくなっていたのに誰も気が付かないで、お風呂をつけた人がいたのです。つけたままお風呂に入っても大丈夫なはずなのに、このウズラのせいで死んでしまった。だからウズラは卵焼きになって、火あぶりの刑になってしまった。ですから、鳥は自業自得のよ

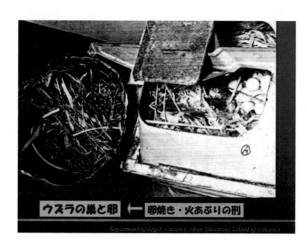

うに見えますけれども、女性が4人、それも前途有望な女性が4人まきこまれて死んだ。

　こうなった場合にこのオーナーのお医者さんは、損害賠償をどうするのだろうかという心配にもなったのです。結果的には若い人に、よく働いたから、おまえたち別荘使っていいよと言って事故になったわけでして、これが危ないということに気が付いていなくても仕方がないということで、安い慰謝料だけ払って、それで終わっております。

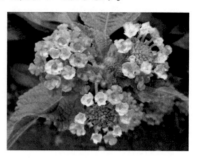

---

[15] ウズラ：鳥網キジ目キジ科ウズラ属。全長20cm

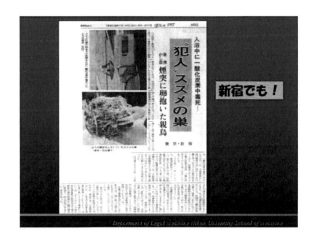

しかし皆さん気を付けてください。別荘だけとは限らず、自分のところの煙突にスズメやツバメが巣をつくっている可能性があるのです。これは新宿ですけれども、新宿でこういうスズメの巣がつくられています。

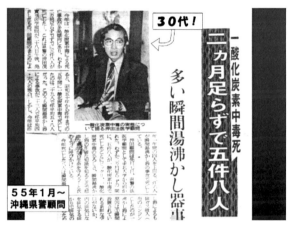

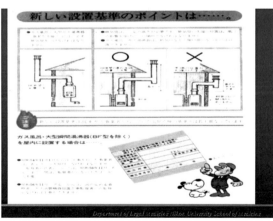

それから私がちょうど若い時に、沖縄の顧問になって半年間出張したのです。なんと2ヶ月の間に5件8人が一酸化炭素中毒で死んだということで、記者会見をしました。私もまだ髪の毛が黒くて元気なときで、30代でありましたのでこんな感じでした。私は警察本部長の次の刑事部長の隣に座っていました。ナンバー3として顧問で行ったわけです。記者会見をしました。

煙突というのは、屋根の上に出ていなければいけません。沖縄は風速30mまでは良い風だね。風速50mになると、今日は風が強いねと言う。レベルが全然違う。煙突を屋根の上に出しちゃうと全部持っていかれちゃう。それが当たり前なので、「えんと」になっている。これはいけませんよと。こういうことをしているから、CO中毒が起こるのですよということを記者会見して、全部の報道機関

を集めてもらって報道してもらいました。その結果、沖縄からは一酸化炭素中毒がほとんど発生しなくなりました。

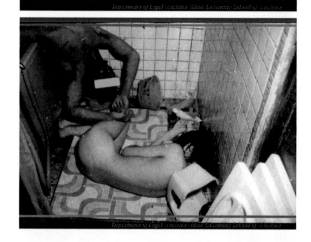

事 故 内 容	件 数	死者数	中毒者
風呂	9	23	5
シャワー（大型湯沸器）	5	13	
湯沸器	7	22	
排気ガス	4	11	
都市ガス	6	20	27
その他	12	30	2
合 計	43	119	34

２人以上のＣＯ中毒事故例
（昭和５０年〜．焼死・心中を除く）

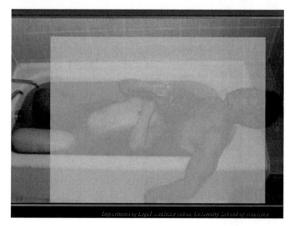

一酸化炭素中毒が多いのはどんなときかというと、お風呂が一番多いです。それからシャワーの大型湯沸かし器。これも危ないです。湯沸かし器、排気ガス、都市ガス、色々ありますけれども２人以上が死んでいるが心中ではありません。焼死体ではなくて、２人以上が事故に巻き込まれて死んでいるケースがこんなにあるということです。

例えばその一つを見ますと、やはりお風呂ですから裸になっておりますけれども、これは新婚夫婦です。二人で一緒にお風呂に入ったら、二人とも死んじゃった。かわいそうです。だから、お風呂に入るときには、煙突をチェックするのです。それから、ぬるいからといって、途中でガスに火をつけるときには気を付けなければいけません。

どのくらいの時間で死ぬのかというので、非常に参考になるケースがこれです。小学校のＰＴＡの会がありまして、あるお父さんとあるお母さんが、目と目がピピッとなって通じました。お父さんの車で連れ込み宿に行きました。人に見られてはいけないので必ずシャッターを下ろします。そして、帰りに夕ご飯の準備があるということで、奥さんが急いで帰ろうねと言って、エンジンは付けたままにしていたのです。そうしますと二人でお風呂に入っている時間で一酸化炭素中毒です。早く帰ろうとして、排気ガスの出るエンジンをかけたままにして、車庫内から排気ガスが室内に流れこんでくると、大体このくらいの時間で死んでいくのです。これが一酸化炭素中毒の特徴です。

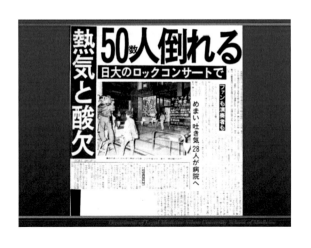

日本大学ロックコンサートで50人が倒れた。何人倒れたかによって、どのくらい盛り上がったかとなるのですけれども、50人が倒れて凄いなと思ったらそうじゃない。熱気じゃないのです。これは酸欠と書いているけれども、実は一酸化炭素中毒です。それですぐ駿河台病院に運び込まれて、誰も死ななかったので良かったのですけれども、誰かが寒いと思って付けた1台の石油ストーブのせいだったのです。

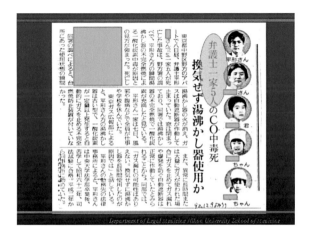

弁護士一家5人が一酸化炭素中毒で家族全員死亡。やっと弁護士さんになって、そして自宅にいたときでした。この子どもさんもたまたま学校を休んでいたときですけれども、湯沸かし器がだめで、そのために一家全員が死亡。こういうケースが出てくるわけです。ですから、皆さんは寝るときには必ずガスストーブは止める。

地球上でものが燃えたら、酸素は充分ありませんから、100%じゃないのだからだめです。

例えばこんな伊豆半島のきれいな海を見たってだめです。きれいな空気があったとしても、酸素は21%弱しかないのです。

だから必ずものが燃えたら地球上では不完全燃焼で一酸化炭素が出ます。

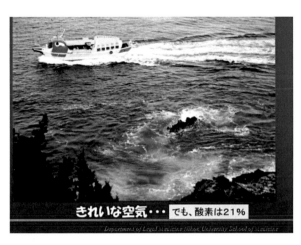

きれいな空気・・・ でも、酸素は21%

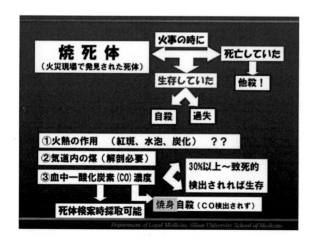

我々が一番気を付けなければいけないのは焼死体です。火災現場で発見されたご遺体は、なぜ死んだのか。実は火事のときに死亡していた場合には殺されている可能性がある。火事のときに生きていた場合にはどうなのか。これは、一つは自殺で、一つは過失じゃないのか。こういうことを一つずつ検討してゆきます。実際に火熱が作用した場合には、必ず死斑がピンク色になって、そこに水泡ができて炭化します。水泡があるかないかということを診ます。もう一つは、必ず解剖して気道内に煤があるかどうか。これには解剖が必要です。しかし、解剖する前に血中の一酸化炭素濃度を測る必要があります。死体検案のときに心臓にブスッと針を刺せば血液が採れますので、このときに30%以上の CO–Hg があれば、これは致死的です。これが検出されたということは、燃えたときにあるいは一酸化炭素が出てきたときに、生きていたという証拠です。これが一切検出されないというときには気を付けなければいけません。焼身自殺の場合です。自分にガソリンをかけて火をつけた。ベトナム戦争の時にはやったのですけれども、この場合には自分で生きているときに火をつけているのに、実は一酸化炭素が検出されないで焼身自殺なのです。これだけは気を付けなければいけません。こういうことを一つずつチェックしてゆきます。

（5）二酸化炭素中毒の事件

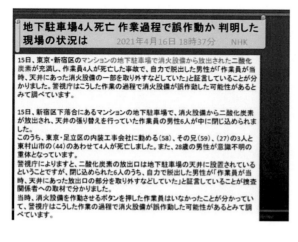

地下駐車場で4人死亡というのが最近出てきましたけれども、この火事の予防のために二酸化炭素、炭酸ガスが使われています。例えば、地下駐車場ですけれども、そこにドワーと出てきます。全然見えなくなります。短時間の間に地下駐車場、何十台、何百台と止まっていますけれども、そこに有毒ガスを出すわけにゆかないので、炭酸ガスによる消火活動が今物凄くあちこちにつくられているのです。人がいないということを確認してから、このガスが出てくることが条件ですけ

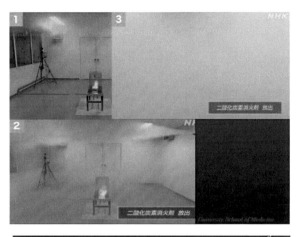

　名古屋市中区錦3丁目のホテルの立体駐車場で消火用の二酸化炭素
（炭酸ガス）が放出され、作業員3人が死傷した事故で、愛知県警は16日
、消火装置を誤起動させたとして、改修工事を請け負った業者の現場
責任者（31）と元上司（49）を業務上過失致死傷の疑いで書類送検し、
発表した。事故は昨年12月22日、ホテル名古屋ガーデンパレスで発生。
作業員ら11人が搬送された。玉〇謙さん（当時51）が二酸化炭素中毒
で死亡、他の2人も逃げる際に骨折などの大けがを負った。　捜査1課
によると、地下1階にいた現場責任者の男性は、作業で火を使うと連絡
を受け、消火装置が自動的に起動しない設定になっているかを確認しよ
うと、装置のボタンのカバーを外した。すると退避を呼びかける音声とと
もにサイレンが鳴ったため、慌てて誤って起動ボタンを押したという。炭
酸ガスを充満させ、酸素濃度を下げる消火設備はビルなどで多く使われ
ているが、誤作動すると人命に関わる。今年1月には東京都港区のビル
駐車場でガスが充満し、作業員2人が死亡。4月にも同新宿区の立体駐
車場で作業員4人が死亡する事故があった。

れども、何かの拍子に間違えたり、あるいは誰かが間違ってスイッチを押したりすると、巻き込まれるケースがあります。ですから皆さん方が地下駐車場に止めたときには、炭酸ガスがあるな。どこから出てくるだろうなと思ったら、全部上から出てきて、もう一瞬で目の前が見えなくなって、逃げることができなくなります。これだけは知っておいてください。

　ですから炭酸ガスの死亡事故、これはたまたま修理をしていた人たちがいたのですけれども、確認するときに間違えて起動ボタンを押してしまったりしている。こういう場合には業務上過失致死傷罪になるのです。こんなことになりました。

（6）　トリカブト殺人事件

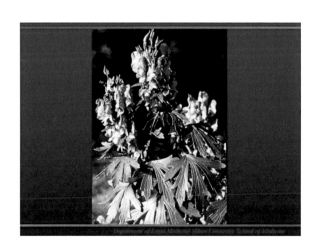

　花が見えていますけれども、なんの花ですか？　わかりません。あなたは関東の人ではありませんのでわからない。これがトリカブトです。これは知らなければいけません。

　石垣島に旅行中の女性の方が亡くなった。女性友達3人とタクシーで一緒にホテルに移動する間だったのに、急変して亡くなった。そばに3人の健康な人が一緒にいたのに、急に具合が悪くなっ

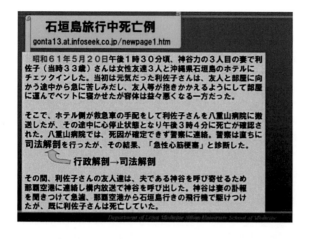

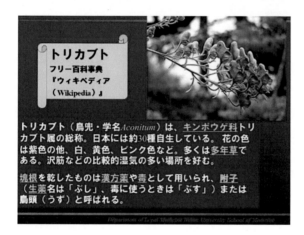

て死んだ。なんだろうということになりました。ちょうどそのとき沖縄に、私の弟子の大野助教授が赴任していまして、最初は行政解剖、犯罪の疑いがない。4人で旅行中に亡くなっていますから。飛行場から、タクシーに乗って、そのタクシーに乗ったあたりから急に具合悪くなってきたわけです。ということで行政解剖しても、解剖した先生も悩みながら、急性心筋梗塞かなと、こういうことにしました。ところがこれが、なんとトリカブト中毒だったのです。トリカブトは本州にはありますけれども、沖縄だけにはないのです。沖縄の人は知りません。

このトリカブトの毒は、物凄い毒ですけれども、毒だけではないのです。昔は漢方薬として使われていました。これは有名な「ぶす」と言う。ここへ「ぶし」と書いてありますけれども、普通使うときは「ぶす」と言う。ぶすというのは、女性がおかしいのではなくて、江戸時代にはぶすと言ったら薬で、これは有名な能の舞台に出てきます。

　トリカブトを使って殺したのではないかという疑いがあとから出てきます。亡くなったときに、旦那さんはまだ空港にいたので、聞きました。「奥さんには保険はかけているのですか？」必ず私どもは、保険をかけているかどうかというのを聞きます。「かけておりません」と言った。ところが、1週間後にこの亡くなった人の友達の新聞記者が、解剖した大野助教授を訪ねてきて、「先生にお話ししたいことがあります」と。「俺は聞くつもりがないから、独り言を言え」と言ったら、「なんと1億8500万円の保険をかけていますけれども、先生は知っているのですか？」と言われてビックリ仰天。こっち向いて、向こうで独り言を言っているのを聞いているふりをしていた。

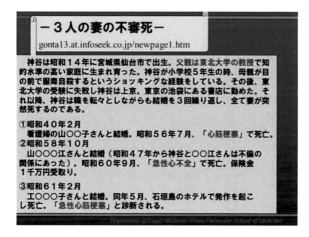

会社	加入者	受取人	金額	申込日	審査日
住友	利佐子	神谷	4500万	3・28	4・4
三井	利佐子	神谷	4500万	3・28	4・5
明治	利佐子	神谷	5000万	4・4	4・4
安田	利佐子	神谷	4500万	4・5	4・4
小計			**1億8500万円**		（未払い）
太陽	利佐子	母	121万		
〃	利佐子	神谷	194万		
日本	利佐子	母	2300万		
小計			**2615万円**		（支払い済）

利佐子さん加入の保険

※神谷容疑者自身も同額の保険に掛け捨ての形でほぼ同額加入。日付はいずれも1986年(昭61)

―3人の妻の不審死―

gonta13.at.infoseek.co.jp/newpage1.htm

神谷は昭和14年に宮城県仙台市で出生。父親は東北大学の教授で知的水準の高い家庭に生まれ育った。神谷が小学校5年生の時、母親が目の前で服毒自殺するというショッキングな経験をしている。その後、東北大学の受験に失敗し神谷は上京。東京の池袋にある書店に勤めた。それ以降、神谷は職を転々としながらも結婚を3回繰り返し、全て妻が突然死するのである。

①昭和40年2月
　看護婦の山○○子さんと結婚。昭和56年7月、「心筋梗塞」で死亡。

②昭和58年10月
　山○○○江さんと結婚（昭和47年から神谷と○○江さんは不倫の関係にあった）。昭和60年9月、「急性心不全」で死亡。保険金1千万円受取り。

③昭和61年2月
　工○○○子さんと結婚。同年5月、石垣島のホテルで発作を起こし死亡。「急性心筋梗塞」と診断される。

　法医解剖した執刀医は一般の人と話をしてはいけないのです。独り言を言っているのに、えっ！ということになって、1億8500万円。俺の目の前であの旦那は保険には入っていませんと言ったぞ。ということからこれは事件だ、なんとかしなければいけないということになった。

　そこで調べてみたら、三人目の奥さんだったのです。一人目の奥さんと結婚したときに心筋梗塞で死んでいる。これは死亡診断書がありました。二人目の奥さんは不倫関係にあって、そのあと結婚したのですけれども、なんとこれは旅行中に別な場所で、急性心不全で死んでいる。保険金1000万円を受け取っている。三番目の人と結婚して、なんと石垣島のホテルで発作を起こして亡くなったのは、心筋梗塞と言ったけれども、1億8500万円の保険がかかっていた。いつかけたのか。死亡直前の2ヶ月の間にかけています。保険料はいくらなのか。おい冗談じゃねえぞ。月の掛け金だけで18万5000円。この人何職業やっているの、ということになりました。保険はかけていませんと医師に言っていたのです。

　琉球大学でこれは冗談じゃないぞと、何かあるぞということで、多数の薬毒物の検討をして、トリカブトが出てくるわけですけれども、トリカブトの毒は簡単に検査なんかできません。検査法がない。そしてなおかつ有名な推理小説の中に、トリカブトで殺せば解剖しても死因はトリカブト毒までたどり着かないと書いている松本清張[16]の有名な小説があったのです。実はこの有名な小説の本が、この被告人の家の本棚にあるということを、ある人が見つけてきたのです。これを捜査というのです。

---

[16] 松本清張：1909〜1992年、82歳没。社会派推理小説ブームを起した。

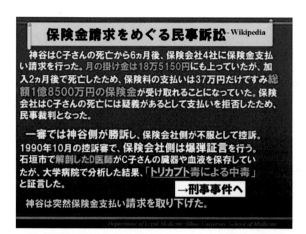

まず、最初に1億8500万円を払うかどうかという民事訴訟が始まりました。そうしているときに、一審は1億8500万円を払えという裁判になった。ところが、控訴審中に解剖した大野先生が呼ばれまして、なんと証人尋問でトリカブト殺人事件ですということを初めて公にした。これを聞いた直後に、1億8500万円もらえると判決がでているのに請求を取り下げた。

これはただで済むわけがないということで、刑事事件に発展してくる。そのきっかけになったのが、琉球大学から日本大学の助教授になった大野先生の証言なのです。

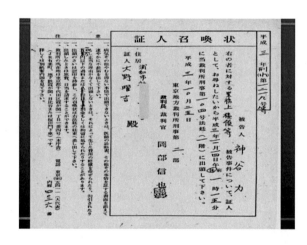

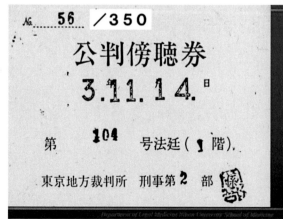

刑事事件になってきましたけれども、証人召喚状というのが出てきまして、104号室に午後1時15分に来てください。もし勝手に来なかった場合には過料または罰金刑になりますと書いてある書類がくるのです。これはどうしても、私も見に行かないといけないと思ったのですけれども、この日は火曜日で午後1時からですから、お昼に並ばなきゃいけないのですけれども並べない。なぜかと言うと、午前中に法学部の講義だったのです。350人が並んでいたのに56席しかないのです。着いたら私は最後尾、一番後ろでした。やっとギリギリ12時過ぎに走って行って着いたら、前の人が当たったのです。だめだ！と思って引いたら、最後の56番目の札が、私に当たったのです。そして、私は自分の弟子の証言を目の当たりに聞くことができたのです。

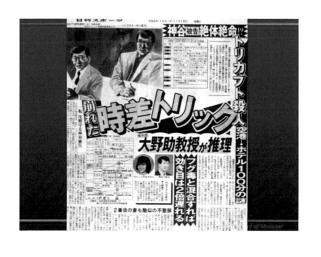

新聞に出ていますけれども、左側の下が大野助教授の似顔絵ですが、全然似ていません。本人の顔は出さないようにしていますので、別な顔が出ていますけれども、これはトリカブト殺人事件です。証人尋問に出ますと、国からお金が出ます。旅費が 740 円。浦和から東京地裁までの旅費。そして、日当が 5100 円しか出ない。私も大体そうです。この 5100 円の証言によって、トリカブト殺人事件が全部表に出てくることになってきたのです。

　その後、なんと別の大学の人から、貴重な血液の一部を分けてくださいと依頼が来た。なんでと聞いたら、トリカブトだけじゃなくて、猛毒のフグをたくさんある店から買っている。それはテレビで毎日報道されていましたから、物凄く甲高い声をしている被告人だったので、声を聞いた瞬間にあっ！あの猛毒フグを買った人だとわかって、猛毒のフグを高額で買っている。猛毒のフグは普通買いません。フグを買っていったということで届け出が出て、それでフグを検査したい。フグの毒は簡単に検査なんかできない。

　トリカブトの検査だって簡単にできないので、なんと東北大学の薬学部にお願いして、それまで分析できなかったのに、新しい方法で分析できるということを、半年かけて準備してもらって、そして残された血液のほんの一部のものを送ったら、トリカブトが検出されてきた。

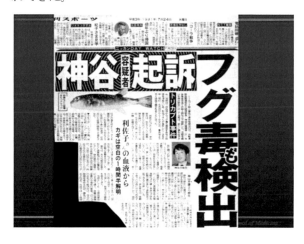

　残りを大事に保存しとかなきゃいけないのに、フグ毒のために使うのかと言ったら、先生、フグをたくさん買っています。それに名刺を置いていっています。本人の名刺がある。これは間違いありませんと言うので、しょうがない、少し分けてあげたら、フグ毒も出てきた。トリカブト検出で一件落着じゃないのと思ったら、フグ毒も出てきました。

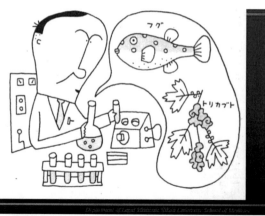

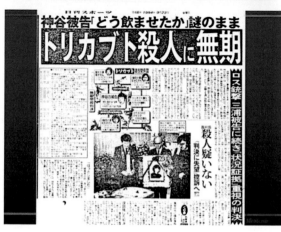

フグとトリカブトはどんな関係にあるのか。世界中の文献を調べたら、なんと心臓を活発化させる方法と、それを遅くさせる方法が、このフグ毒とトリカブト毒にあるということに気が付いた。これを混ぜることによって、死亡時刻をずらすことができる。そうか、空港に行ってから1時間過ぎてから症状が出たのはそのせいだ、ということに気が付いた。

最終的には色々細いことはあるのですけれども、トリカブト殺人事件には、平成6年9月に無期懲役の判決が出ました。これは間違いない。トリカブトだけじゃなくてフグ毒も出てきた。なおかつ、このときの警察も凄いのですけれども、警視庁も関係しています。住んでいたアパートを何軒か持っていたけれども、一軒の電気量が普通の10倍使っている。ここで実験やっていた。秋葉原に行って、実験器具、ガラス器具を買っているということも全部わかりました。そうしているところに、畳残したまま引っ越していました。札幌に引っ越していたのですけれども。畳を全部分析しましたら、畳の表から微量のトリカブトが検出された。そこまで全部検査しました。

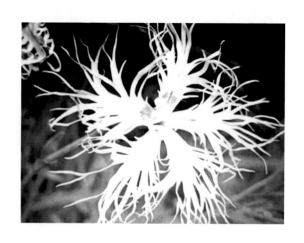

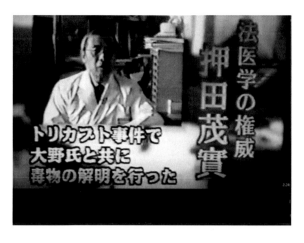

法医学の権威
押田茂實
トリカブト事件で大野氏と共に毒物の解明を行った

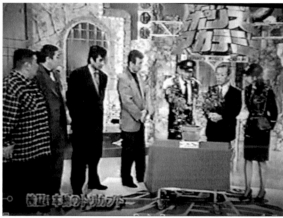

トリカブト殺人、2審も無期懲役

平成12（2000）年2月21日に最高裁は神谷被告の上告を棄却、無期懲役が確定した。

そうしましたら、平成10年に突然、「たけしのポリスアカデミー2」というところから連絡がきまして、大野先生に頼んでも出てくれない。師匠の押田先生出てください。たけしの番組に私が出ると言ったら、大野先生も承認してくれました。事件はもう大山を超えていますからということでタケシの番組に出ました。「法医学の権威、押田茂實先生」、毒物の解明をやったのは大野先生で、私はそれを側で助けただけなのですけれども出ました。実は私はたけしに会いたいのではなくて、渡哲也のファンなのです。渡哲也のサインがもらえるなら出るといって、実は出たのですけれども、渡哲也も隣にいます。そして、そういう場合にどうしたら助かるのというようなことで、ああしろ、こうしろ。舌の根元を指で押さえて吐くと言ったら、「舌の根元というのはお尻ですか」と言って、松村邦弘はみんなに引っぱたかれたりしていたのです。塩水は、少し飲ませてから吐く、吐きやすくするために飲むのですよとか、色々なことを教えました。

結果的に平成10年に控訴審も無期懲役、ということで、最高裁でも平成12年に確定しました。このトリカブト殺人事件ですけれども、なんとテレビで毎日やっていた番組を観て、あの人にトリカブトを何十鉢も販売しましたって言ってくれる。それからなおかつ今度は、神奈川県からフグ毒を売りましたと判明した。ワイドショーでやらない限りこのような情報は絶対出てこないです。

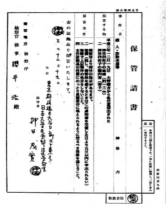

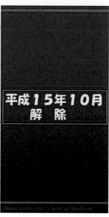

トリカブト保険金殺人事件

出典: フリー百科事典『ウィキペディア（Wikipedia）』

1986年（昭和61年）に女性が沖縄県石垣島で死亡し、夫が多額の保険金を詐取した事件。

1991年6月9日、警視庁は神谷を業務上横領の容疑で逮捕した。同年7月1日、神谷を殺人と詐欺未遂の容疑で再逮捕。

福島県の植物店の主人から「神谷にトリカブトを何十鉢も販売したことがある」という証言、横須賀の魚屋で大量のフグを購入していたという目撃情報、東京の神谷のアパートの畳からトリカブト毒が検出されるなどの状況証拠を重ねていく。

神谷はトリカブトの毒は即効性があり、C子さんと別れてから「2時間後」に急死していることから、自分がトリカブトで殺害することはできないと無罪を主張。しかし、その後の調査で遅効性のフグ毒をトリカブトの毒と調合することで効き目を遅くする事が可能であるということが判明。神谷の主張は崩れた。

2000年2月21日、最高裁は神谷の無期懲役を確定。状況証拠の積み重ねで有罪が確定した事件として有名な事件である。

平成15年10月
解除

八木茂被告、死刑確定へ／埼玉・本庄の保険金殺人

四国新聞　2008/07/17 16:01

埼玉県本庄市の保険金殺人事件で3人に対する殺人、殺人未遂などの罪に問われた金融業八木茂被告（58）の上告審判決で、最高裁第1小法廷（泉徳治裁判長）は17日、被告の上告を棄却した。1、2審の死刑判決が確定する。

再審請求

八木被告は捜査段階から一貫して無罪を主張。被告からの指示で保険金殺人に関与したことを認め、共犯とされた女3人＝いずれも無期懲役などの有罪確定＝の供述の信用性が争点だった。

判決によると、八木被告は女3人と共謀。1995年6月、無職佐○○一さん＝当時（45）＝にトリカブト入りあんパンを食べさせ殺害し保険金3億200万円を詐取。99年5月には、酒と風邪薬を長期間、大量に飲ませた副作用で元パチンコ店員森○○さん＝当時（61）＝を殺害し、元塗装工川○○○美さん（47）も重症にさせた。

2002年の1審さいたま地裁判決は、女の供述の信用性について「全体として具体的で迫真性に富み客観証拠とも合致する」と判断し、検察側主張 通り被告を一連の犯行の首謀者と認定。2審東京高裁も05年「地裁判決に事実誤認はない」として八木被告の控訴を棄却。

こういう新しい捜査法ということがわかってきました。しかし、Wikipedia を見ると状況証拠を重ねていくと書いてありましたが、死体の血液を分析して出しているのです。状況証拠の積み重ねじゃありません。こういうことすらわかっていません。

一番すごい証拠はこれです。大野先生が沖縄から日本大学の助教授に移動してきましたときに、物凄く大切な血液ですので、これを日本大学で保管してくださいと依頼された。わかりましたといって保管していますと、年に1回、必ず検察官と検察事務官が来て、チェックして間違いなく保存していますという確認をやっていました。平成12年に最高裁で無期懲役が確定しましたので、この保管の管理は解除されましたけれども、それでやめません。世界で初めての資料だからです。

そうしたら今度、本庄の連続殺人事件のときに、なんとトリカブト入りのあんパンを食べさせて、溺水（デキスイ）に見せかけて殺したということがわかってきました。世界でトリカブト事件の血液を持っているのは、我々のところしかないです。これでまた分けてくださいと依頼が来て、また一部わけてあげた。このケースは今再審請求でも揉めていますけれども、実際にこうなっていました。

種類	トリカブト（猛毒）	モミジガサ（シドケ）（食）	ニリンソウ（食）
根	逆三角形をした2つの根	白いひげ根	黒い塊状
茎	太い充実	太い　中空　若い時期　暗紫褐色	細い中空
葉	3〜5葉深裂　表面光沢	モミジ状深裂　表面光沢　厚く柔らかい	3〜5葉深裂　表面淡黄色斑
花	8〜11月　紫色　カブト状	8〜9月　白色頭花	3〜5月　白色　2本の花茎

トリカブト事件の犯人は、実は平成25年に病死をしております。73歳で亡くなっておりますので、亡くなったあとにこれだったら良いというので、大野先生はテレビに出るようになりました。

実はこのトリカブトというのは、似ているものがあります。シドケというのが秋田にあるのですけれども、そっくりなのです。ところがトリカブトとシドケを間違えちゃいけませんと言って、写真を載せるときに、反対に乗せてしまった。シドケが危ないと言って本当のトリカブトを出しちゃったわけです。これはもうえらい大変なことになりました。責任問題になってきますけれども実は葉っぱが似ているものというのはあるのです。そういうことを知っておく必要があります。

さっきのトリカブト中毒の話がありましたけれども、そっくりなものがあります。トリカブト、シドケ、ニリンソウ。似ているのです。この違いがわかるかどうか。特に危ないのは、秋田県と長野県と、そういう所ですね。野草を採って食べる習慣がある所は危ないです。我々埼玉県人は、野草も食べますけれども、こういうものを食べるという習慣がないですけれども、ニリンソウとかシドケを食べる所があるのです。それをやるとトリカブトと間違えて中毒になることもある。こういうことを知っておく必要があります。そのときに写真を間違えて載せてしまったら、どのくらい大変なことになるかというのは、もうマスコミの人たちは気付いております。

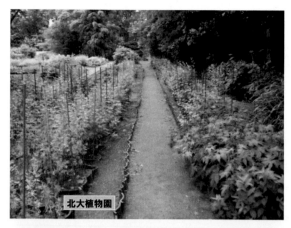

この写真、どこだと思います？きれいな花が咲いています。わかりませんよね。わからなくて当然です。これは植物園です。北海道大学の植物園。遊びに行ったときに、植物園を隅から隅まで見ました。

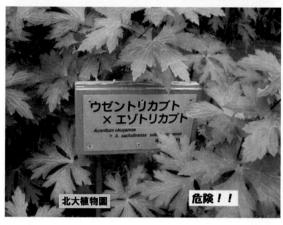

なんと、エゾトリカブトがそのままあったのです。引っこ抜いて盗ってくることもできる。ちょっと待てよと。これ危なくないですか。危ないですよね。すぐに係の人に、「やめたほうがいいですよ。やるならガラスの扉の中で、ガラス壊さなきゃ盗れないようにしたほうが良いのではないですか」と言いました。隣を見たらまだあるのですよ。「これやめたほうがいいですよ。これもし食べたら、致死量がどのくらいになるか、皆さんわかっているのですか。食べてみたのですか？」と言ったのですけれども、これが現実です。

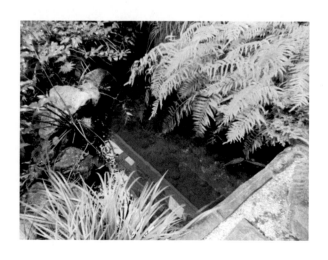

２．サリン事件

（1）松本サリン事件

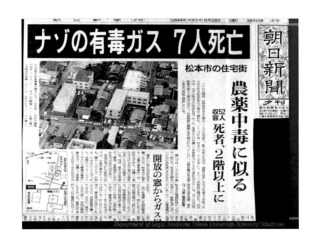

それだけじゃなくて謎の中毒もありました。なんでしょう。次は謎の有毒ガスで7人死亡した松本サリン事件になってきます。7人が死んだといって、健康な人です。蒸し暑いときでした。窓を開けていた家の人が死んでいたのです。窓を閉めていた人は助かった。そして、地元の人が怪しいと言われた。

その人の家を見ると、母屋のほかに池がある。池のところの木が枯れている。木が枯れるのは、我々農家ですから知っています。農薬で木は枯れないのです。実はフッ素で枯れるのです。これはすぐわかりました。ところが一番ビックリしたのは、この池の中のあるものが死んでいたのです。ザリガニです。ザリガニは絶対死なないのです。物凄く強いの

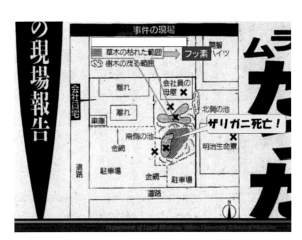

です。これは農家にいた人たちやザリガニ釣りをやった人は知っていると思います。普通の動植物が死んだって、ザリガニだけは強い。だから日本中に広まっている。ザリガニが死んだというニュースを聞いた瞬間に、私はピンときました。絶対農薬ではない。普通の農薬ではザリガニは死なないのです。ということでこれは怪しい事件だと気づきました。

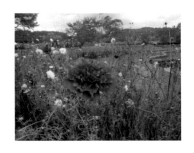

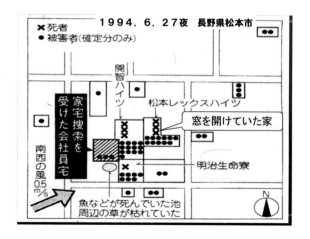

1994.6.27夜　長野県松本市

　この家は左側のところですけれども、南西から北東へ風が吹いていた。そして、窓を開けていた家の人がバツバツバツで死んでいます。しかし、窓を開けていない人は、中毒だけで済んでいる。そんな毒、見たことがないです。ザリガニが死んでいるのに、南西から風が流れていって死亡するなんていうのは絶対に農薬ではない！と私は気が付いたのです。

（2）サリンの症状

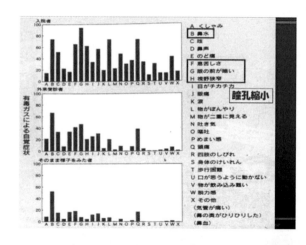

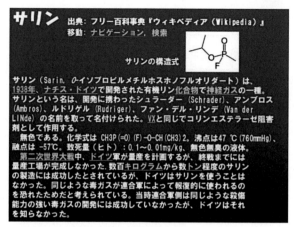

　症状を見てみますと鼻水が多い。そして息苦しいとか、普通ではないのです。そして一番の特徴は、瞳孔が縮小している。こんなの見たことない。これを見た瞬間に、絶対に農薬ではないということに気が付いた。実はあとからわかるのですけれども、サリンでした。サリンとはなんだ。わかりません。だって、シュラーダーのS、アンブロスのA、ルドリゲルのR、ファン・デル・リンデのIN、それをSARIN（サリン）と言う。こんなの見たことないです。知るわけないです。VXというのも凄いですけれども、これは実はナチスがつくっていた猛毒薬なのです。これは戦時中に全部成功したことはないと言われています。実際これは戦後にできたのですけれども、物凄い毒薬です。なんでこんなものが、松本で使われたのかわかりません。

（3）地下鉄サリン事件

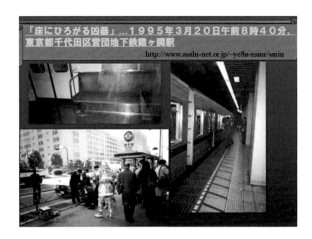

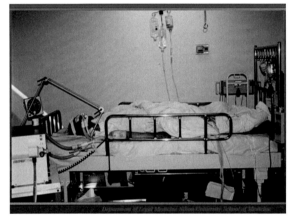

　年末を迎えました。年が明けました。誰がこんなことしたのかわかりません。だって見たことも聞いたこともないですから。そうしているときに3月20日朝、ニュースになりました。この日、私はすぐに学校に行っていた日なのですけれども、朝の9時のニュースでとんでもないことになっていた。霞ヶ関駅で大量に人が死んでいるのではないかということになって、またあの例の毒薬かもしれないというので、「すぐにガラスの注射器を2本持って、日大駿河台病院に行け。霞が関ですから近くで、救急に運ばれるはずだから、行って患者さんの心臓血採って、すぐ帰ってこい」と教室員に言いました。

　丸ノ内線に乗って池袋からお茶の水駅に着いた途端に、お茶の水駅で地下鉄は停止したままになった。そしてすぐに日大駿河台病院に走りましたら、案の定死にそうな患者さんが何人か入院していました。主治医に話をして、「押田先生から心臓血採ってこいと言われました」。すぐに心臓血採って、ダーと走って帰ってきました。分析してみたけれども、今まで見たことがないところに何か出ている。なんだかわからない。分析できないものが出てきた。

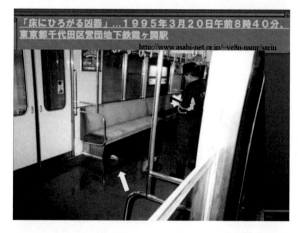

地下鉄サリン事件

1995年（平成7年）3月20日午前8時ころ、東京都内の営団地下鉄（現・東京メトロ）日比谷線、千代田線、丸ノ内線各線の5本の地下鉄車内で、オウム真理教（現在はアレフに改称）が致死性の猛毒、サリンを散布した同時多発テロ。
この無差別テロの犯行で乗客や駅員ら12人が死亡、5311人か中毒の被害を受けた。
松本・地下鉄の両サリン事件は世界初の化学テロである。

「床にひろがる凶器」…1995年3月20日午前8時40分、東京都千代田区営団地下鉄霞ヶ関駅
http://www.asahi-net.or.jp/~ve8n-nsmr/sarin

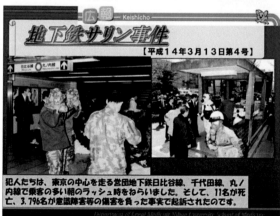

広報 ―Keishicho―
地下鉄サリン事件
【平成14年3月13日第4号】

犯人たちは、東京の中心を走る営団地下鉄日比谷線、千代田線、丸ノ内線で乗客の多い朝のラッシュ時をねらいました。そして、11名が死亡、3,796名が意識障害等の傷害を負った事実で起訴されたのです。

3月20日午前8時過ぎに地下鉄の日比谷線、千代田線、丸ノ内線で、実はオウム真理教はサリンを撒いた。そのために12人が死亡して、5311人が中毒になった。地下鉄サリン事件です。これは今まで見たことがないものです。分析するといっても我々が持っている機械ではできない。最先端の機械を買ってくれと言っていたのに、大学が買ってくれていなかったのです。

写真が出てきますけれども、床にあります。床にあるこのビニールの袋に入った内容が問題です。サリンは実は無色無臭ですけれども猛毒です。とにかく助けに行った人が吸っただけで死にます。これはもう冗談じゃない。本当は5000人が死んでいるはずなのです。ところがラッキーでした。

これはあとからわかるのですけれども、地下鉄サリン事件の前にやった、松本サリン事件のときに、持っているものは全部処分しろと処分させてしまった。そして、短期間でもう一回つくれと言って、これをやったために、できませんと言うと、一番上の人に殺されます。てめえ短期間でできないのかと言って殺されちゃう。できたふりをした。不純物だらけのものを、できたふりをしてくれたから助かった。実はそういうことがあとからわかってきました。

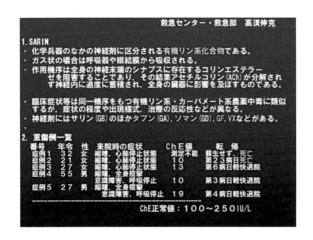

救急センター・救急部　高須伸克

1. SARIN
・化学兵器のなかの神経剤に区分される有機リン系化合物である。
・ガス状の場合は呼吸器や眼結膜から吸収される。
・作用機序は全身の神経末端のシナプスに存在するコリンエステラーゼを阻害することであり、その結果アセチルコリン（ACh）が分解されず神経内に過度に蓄積され、全身の臓器に影響を及ぼすものである。
・臨床症状等は同一機序をもつ有機リン系・カーバメート系農薬中毒に類似するが、症状の程度や出現様式、治療の反応性などが異なる。
・神経剤にはサリン（GB）のほかタブン（GA）、ソマン（GD）、GF, VXなどがある。

2. 重傷例一覧

番号	性	年令	来院時の症状	ChE値	転帰
症例1	女	32	縮瞳、心肺停止状態	測定不能	蘇生せず、死亡
症例2	女	21	縮瞳、心肺停止状態	10	第23病日死亡
症例3	女	27	縮瞳、心肺停止状態	13	第6病日軽快退院
症例4	男	55	縮瞳、全身痙攣		
			意識障害、呼吸停止	10	第3病日軽快退院
症例5	男	27	縮瞳、全身痙攣		
			意識障害、呼吸停止	19	第4病日軽快退院

ChE正常値：100～250IU/L

地下鉄の駅にみんな振り分けて、そして一斉にビニール袋を破ったあとに、バッと逃げちゃうわけです。大変なことになりました。未だかつて警察も、それから地下鉄の人たちも、そんな警備をやったことがないのです。最終的には、たくさんの人が犯人として捕まります。多数の患者が、救急センターに運ばれてくるのですけれども、みんなどうして良いかわからない。ただ、瞳孔が縮瞳している。これが共通なのです。こんな薬毒物今までないです。蘇生した人もいるし、退院した人もいます。死んだ人、女性が3人で、実際13人と言っているのですけれども、1人は事件の翌日に入浴中で死んだというふうになって、これは刑事事件には使えないよということで起訴状では12人ということにしています。

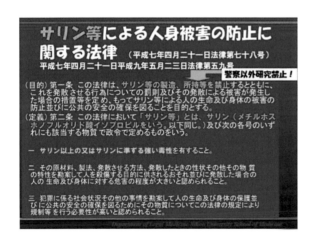

サリン等による人身被害の防止に関する法律　（平成七年四月二十一日法律第七十八号）
平成七年四月二十一日平成九年五月二三日法律第五九号

警察以外研究禁止！

（目的）第一条　この法律は、サリン等の製造、所持等を禁止するとともに、これを発散させる行為についての罰則及びその発散による被害が発生した場合の措置等を定め、もってサリン等による人の生命及び身体の被害の防止並びに公共の安全の確保を図ることを目的とする。

（定義）第二条　この法律において「サリン等」とは、サリン（メチルホスホノフルオリド酸イソプロピルをいう。以下同じ。）及び次の各号のいずれにも該当する物質で政令で定めるものをいう。

一　サリン以上の又はサリンに準ずる強い毒性を有すること。

二　その原材料、製法、発散させる方法、発散したときの性状その他の物質の特性を勘案して人を殺傷する目的に供されるおそれ並びに発散した場合の人の生命及び身体に対する危害の程度が大きいと認められること。

三　犯罪に係る社会状況その他の事情を勘案して人の生命及び身体の保護並びに公共の安全の確保を図るためにその物質についてこの法律の規定により規制等を行う必要性が高いと認められること。

Department of Legal Medicine, Nihon University School of Medicine

最終的には、これで法律が改正されまして、「サリン等による人身被害の防止に関する法律」というのができまして、サリン等の製造所持などは禁止されました。つまり我々も検査ができない。なぜかと言うと、サンプルがつくれない。持っちゃいけないというふうになっちゃったわけです。つまりこれは、警察以外の人たちは検査ができない法律にしたのです。最終的にはこういうふうになって、全貌が明らかになってきました。林医師というのは、無期懲役になりました。実際には撒いているのですけれども、慶應大学出身のお医者さんで、事件の全貌はこうですということを自白したために無期懲役で、死刑にはなっておりません。あとの人はほとんど死刑です。

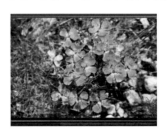

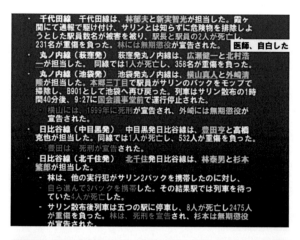

　結果的には地下鉄サリン事件を実行した人は、ほとんど死刑です。1人一審が無期懲役になっています。DNA型鑑定事件の、担当した神山弁護士さんですけれども、この人が弁護をやったので、一審は無期懲役となったのです。けれども、そのうえで死刑になって、死刑執行されてしまいました。最終的には全員死刑執行。この地下鉄サリン事件は集団的な事件で、死刑を早く執行しなければいけない。前にもお話ししていると思いますけれども、袴田事件で死刑を再審無罪になるかとなっているのですけれども、その前に全部死刑執行しておかないと大変なことになる。袴田事件が冤罪になってしまうと、死刑が日本で執行できなくなるというので、慌てて全員死刑執行というふうになって、13人が執行されました。

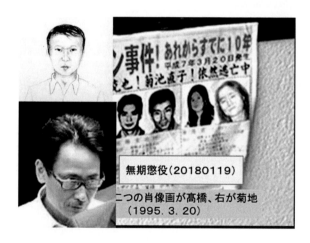

無期懲役（20180119）
二つの肖像画が髙橋、右が菊地
（1995. 3. 20）

　まだ逃げている人がいました。2人いたということで、真ん中の人と右側の人だといって、似顔絵をつくったのですけれども、もう年をとっているし、こうかなと思って少し髪の毛薄くしたりしたら、全然髪の毛薄くなっていない状態で、捕まりました。この人は一応無期懲役というふうになりました。ご存じのようにオウム真理教は、そのあと名前を変えてつながってきております。現在でも、5000人の人が被害に遭って、後遺症が残っている人たちがたくさん損害賠償も請求しています。

３．和歌山毒カレー事件

（1）和歌山毒カレー事件とは

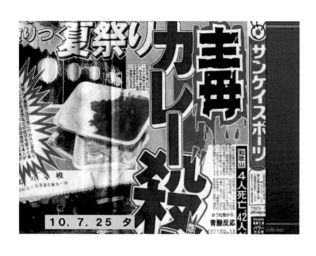

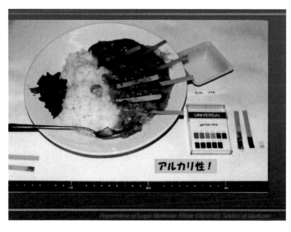

　さあ、こんな話しばかりしていると、一つの事件で終わってしまいます。もう一つはカレー事件。夏祭りの和歌山毒カレー事件。これは夏休みのときでして、私はちょうど神戸に学会で出張していました。神戸に行っているときに、このニュースが流れました。カレーに毒を混ぜるのか。どんな毒いれたの。そうしたら青酸だって言う。ちょっと待て、カレーに青酸混ぜて大丈夫なの。冗談じゃねえぞ。すぐ帰ってきて、秘書さんにカレーライスを注文できる店から全部カレーライス取れと言って、たくさん取りました。そうして、青酸を混ぜる前の色を記録して、ＰＨを調べたら、ほとんどがアルカリ性。青酸を混ぜて色が変わってしまったあとの、ＰＨ測ったら、明らかに変わっていて、とても食べられる状態じゃない。この事件は青酸じゃない、青酸は食べたら即死です。ところが自治会長は全員を救急車で運んで、最後に救急車で病院に行ったら、一番早く死んでいるのです。これは青酸ではないというのが、我々毒物をやっている人から見たら常識です。

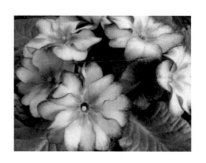

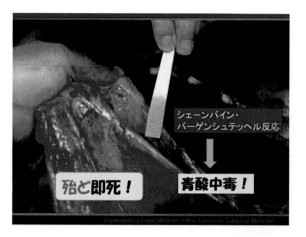

こういう場合に、どういうふうに検査をするか。青酸の可能性がある場合には、必ずこのシェーンバイン・パーゲンシュテッヘル反応というのをやります。これは青酸の予試験です。これが出れば青酸中毒の可能性ありということで、次の正確な検査に移るわけです。これが出たら間違いなく青酸中毒です。だったら即死です。シェーンバイン・パーゲンシュテッヘル反応に反応したら大体即死です。翌日4人が死んでいる。おかしい。なんでそんなことがわからないんだという話になってきます。青酸であれば即死に決まっているわけです。

（2）ヒ素とは

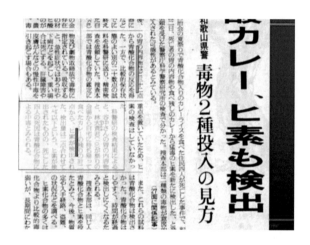

そうしましたら、それから1週間経って、青酸が盗まれたというので、あちこちの倉庫から青酸が盗まれているところを調べているうちに、青酸金化合物という、金属が入っている青酸化合物が兵庫県で盗まれているというので、これを分析しなければいけない。兵庫県で発見されたのですけれども、和歌山県で金属の検査ができないというので、科学警察研究所に持っていったら、変なところに反応が出ているよと調べたら、ヒ素が出てきた。ヒ素と言えば、伊達家暗殺事件で江戸時代から人を殺すのに使われていたものです。我々は、実はヒ素についてはめちゃめちゃ詳しい。東北大学で伊達家の勉強していたからです。

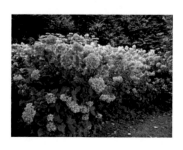

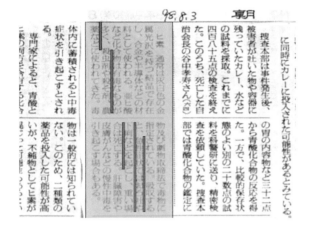

ヒ素というのは、普通では存在しません。青酸化合物は即死です。なんだそのヒ素。殺虫剤や殺そ剤、農薬に使われている。そして急性症状では、嘔吐、下痢などを起こし、重い場合には死亡する。軽い場合には中毒になる。合っている。実はこのヒ素というのは、シロアリの被害を防ぐために日本中に広まっていると思うと、間違っています。

シロアリに2種類あるのです。下のヤマトシロアリというのは、日本中にほとんどいるのですけれども、これは家を壊すことはないのです。イエシロアリは地下の柱を食べて、木造家屋がカタッとひっくり返る。このイエシロアリというのは、日本の南半分しかいないのです。北日本にはいないのです。ここが問題です。なぜか。なんと日本シロアリ対策協会は和歌山県のお寺にシロアリの墓を建てているのです。

つまりシロアリの中枢部分は、実は和歌山県なのです。そんなことも知らないで、何を言っているのかと。こういう話になってくるのです。

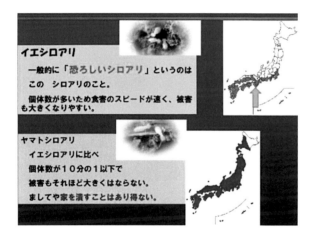

イエシロアリ
一般的に「恐ろしいシロアリ」というのはこの シロアリのこと。
個体数が多いため食害のスピードが速く、被害も大きくなりやすい。

ヤマトシロアリ
イエシロアリに比べ
個体数が10分の1以下で
被害もそれほど大きくはならない。
ましてや家を潰すことはあり得ない。

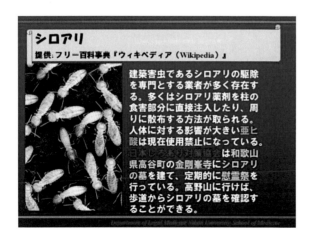

シロアリ
提供: フリー百科事典『ウィキペディア (Wikipedia)』
建築害虫であるシロアリの駆除を専門とする業者が多く存在する。多くはシロアリ薬剤を柱の食害部分に直接注入したり、周りに散布する方法が取られる。人体に対する影響が大きい亜ヒ酸は現在使用禁止になっている。は和歌山県高谷町の金剛峯寺にシロアリの墓を建て、定期的に慰霊祭を行っている。高野山に行けば、歩道からシロアリの墓を確認することができる。

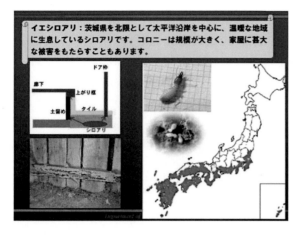

イエシロアリ：茨城県を北限として太平洋沿岸を中心に、温暖な地域に生息しているシロアリです。コロニーは規模が大きく、家屋に甚大な被害をもたらすこともあります。

　このイエシロアリの場合には、北限は太平洋沿岸ですけれども、このシロアリがどんどん家の木造物を食い荒らすために、家がひっくり返る。ひっくり返る所というのは、実は日本の南半分しかないのです。北半分の人たちは何が問題か。イエシロアリがいないのに、シロアリ駆除会社がウソを言って、詐欺罪で契約をさせて金をかすめ取っているだけです。こんなことも知らないで、事件の真相究明ができるのですかと思っていたら、なぜヒ素を見抜けなかったのか。食中毒なんか疑っていていいのか、という記事まで出ましたけれども、結果的にはカレー、紙コップ、被疑者の自宅の容器、ドラム缶から亜ヒ酸４点がほぼ一致した。犯人だ！と言い出した。

　犯人が注入したカレーの鍋、あるいは元のヒ素入りタンクから、あるいは食べ残した試料からヒ素が出てきて、それを分析した。おおよくやったね。本当かね、ということになってきた。夏祭りですからカレーの鍋をいっぱいつくっていました。４つ。ものすごい量のカレーが残っていたのです。これを調べなきゃいけないのに、調べられなくなりました。

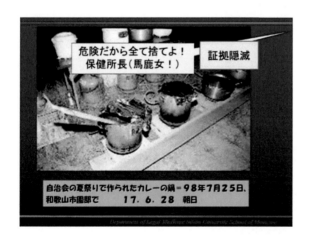

危険だから全て捨てよ！
保健所長（馬鹿女！）　　　証拠隠滅

自治会の夏祭りで作られたカレーの鍋＝98年７月25日、和歌山市園部で　　　17. 6. 28　朝日

　女保健所長ですけれども、「危ないカレーライスは全部捨てるんだ！」と命令した。部下が全部捨てて、鍋を洗ってしまった。これを証拠隠滅と言う。

　このために事件が変わってくるわけです。つまり、微量なものしか分析できなくなっちゃった。

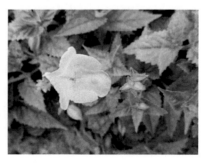

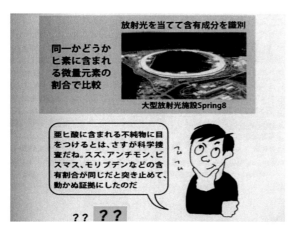

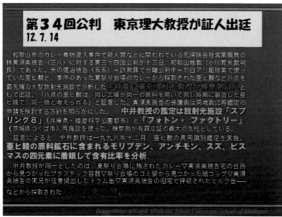

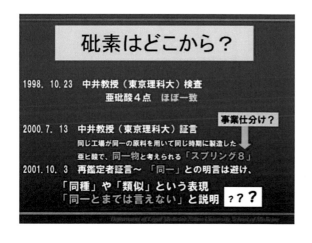

そこで Spring 8 が良いとかいうことになった。微量なものから Spring 8 で今まで亜ヒ酸を分析したことがあるのですか。初めてやりました。検査担当は依頼されて嬉しくて、初めて喜んで検査しました。

ちょっと待てよ。そんな人が刑事裁判の証人になって良いのですか。公判のときに大問題になってきます。証人として呼ばれました。「同じ工場が同一の原材料を用いて、同じ時期に製造した亜ヒ酸で、同一物と考えられます」と言った。おいおいおい、何を根拠にそう言うの。あとから別な人の意見が出てきますけれども、Spring 8 とフォトン・ファクトリーで検査しました。

そんなこと世界の常識の中にあるわけ。ヒ素をそんな方法で分析するの。亜ヒ酸のほかに原料鉱石に含まれるモリブデン、アンチモン、スズ、ビスマスの四元素に着眼して含有比率を分析したら、同一物と考えられます。そんな論文どこにあるの。「ほぼ一致」と言いました。裁判で責められたら「同一物と考えられる」と言いました。再鑑定のあとには、「同一」という証言はいいの、本当に。「似ています。同一とまでは言えない」そんなことで刑事裁判に使える検査なのか。何件今まで刑事裁判やったのと聞かれ、初めてですと答えた。「Spring 8 を刑事裁判に使ったのは世界で初めてです」と証言している。Spring 8 は今事業仕分けの対象になった。そんなもので人の死刑なんかに関与していいの。

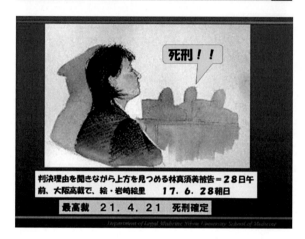

当時の捜査１課長は「日本の警察の威信をかけてやりました」色々やりましたけれども、全部カレーライス捨てられちゃいました。そこでSpring 8によって混入されたヒ素と同一成分だと鑑定されたとき、これで勝ったと思った。なんでSpring 8をやるようになったのか。ほかに証拠がないから検査してくださいと依頼したのです。捜査１課長が言っています。

ほかに証拠がないといっている。これが残っているのです、ほかに証拠がないと捜査１課長が言ったのだ。Spring 8がペケになったら崩れちゃうじゃないの。死刑と言った途端に、死刑判決を聞きながら、上方を見つめる林被告といって、こういう漫画が描かれています。死刑確定！

しかし再審請求を始めました。新規性と明白性のある新証拠が必要になるのですけれども、実際どうなのか。次女が新しい証言をしている。しかし次女は親族ですから、それでいいのですか。カレーにヒ素を混入したとされる時間帯の前後に、行動を共にしていた次女です。そんなことはしていませんと言ったって、これは身内です。カーテン越しに目撃した人がいると言うけれども、それで本人だとわかるのですかとか、色々言っていますけれども、現実には４人が殺害されて、63人が中毒ですから、これは放っておくわけにゆかない事件です。最終的には、この東京理科大学の教授が初めてやって、得意げに実はテレビでもしゃべっているのを、私は録画し

て持っていますけれども、そんなことで刑事裁判っていいんですか。そこすらわかっていない。そして林宅と紙コップのヒ素が一致したと大々的に報じられましたけれども、それは似ていると言っている。なぜか。皆さんさっきの日本地図を見てください。例えば、仙台でヒ素中毒といったら、誰の家も持っていないのです。持っている人は、伊達政宗を殺そうと思った人だけです。和歌山はヒ素の中枢部ですよ。農家は全部ヒ素持っています。

このヒ素とどうやって分析して分別するのですか。これがわかっていないといけないのです。そこで京都大学の河合教授が弁護側からの依頼で、この鑑定書を見てもらいました。中井鑑定はむしろ林眞須美氏が犯行をしていないことを裏付けるデータを提供しているに過ぎないと言っている。

再審請求を2021年5月31日に出しました。ところが、今回の再審請求は、今までやっていた弁護人と違う人で、その人たちがやっていたのを辞めさせて、そして別な弁護人、元大阪高裁の判事さんが出した再審請求書が受理された。受理されるということは、再審請求がこれから始まるということ。ところが、そこにとんでもない報道がされました。

お母さんと子どもが亡くなったと言っていますけれども、これはなんと、被告人林眞須美死刑囚の次女とそのまた次女。つまり娘と孫が飛び降り自殺をしたのではないか。大きくは報道されないのですけれども、これは旦那さんも認めています。証言をした次女が、亡くなってしまいました。さあ、これからどうなるのか。複雑怪奇。実際にはこれから大きな裁判が始まってゆくだろうと思います。

和歌山カレー事件に見る、科学鑑定への誤解が冤を生む構図　ビデオニュース・ドットコム　27年4月18日

中井教授(東京理科大)は、検察から依頼された9つのサンプル中に含まれるヒ素の「異同識別」という鑑定嘱託書の意味を、ヒ素の起源が同一だったかどうかを鑑定して欲しいと依頼されたものと理解し、それを行ったまでだった。しかし、その起源が同一であることは、先述の通りむしろ当たり前の結果であり、それではまったく林眞須美氏の犯行の裏付けにはならない。しかし、にもかかわらずマスコミはその鑑定結果を「林宅と紙コップのヒ素が一致」と大々的に報じ、特に化学などに特別な素養があるわけではない裁判所も事実上、その報道と同レベルの解釈によって、鑑定結果を林眞須美犯人説の裏付けとしてしまったのだった。

そして、河合教授(京都大)が弁護側からの依頼で、単純に中井鑑定の結果を「林眞須美氏が犯行を犯していない可能性」を裏付けるために再度検証した結果、不純物の組成などから、中井鑑定はむしろ眞須美氏が犯行をしていないことを裏付けるデータを提供していたことがわかったのだという。

和歌山毒物カレー事件の林真須美死刑囚　再審請求し受理される　2021/06/11　読売

1998年7月、夏祭りに参加した住民らが急性ヒ素中毒となり、4人が死亡、63人が重軽症を負った和歌山市の毒物カレー事件で、殺人罪などで死刑判決が確定した林真須美死刑囚(59)が和歌山地裁に再審請求し、5月31日付で受理されていたことがわかった。林死刑囚は2009年にも再審請求しており、同地裁、大阪高裁で棄却され、最高裁に特別抗告中。今回の再審請求は別の弁護人が行っており、再審申立書によると、「ヒ素による死亡とするには合理的な疑いがある」などと訴えている。刑事訴訟法には、再審請求中に新たな請求を行うことの適否に関する規定がなく、同地裁は要件を満たしていると判断した。

元大阪高裁判事

林真須美死刑囚の長女が飛び降り　和歌山毒物カレー事件の舞台は今　2021. 6/17 日刊ゲンダイDIGITAL

1998年に起きた和歌山毒物カレー事件に再び注目が集まっている。殺人罪などで09年に死刑が確定した林真須美死刑囚(59)の弁護人を務める生田暉雄弁護士(79)が、5月31日付で和歌山地裁に再審請求を申し立てたことが理由の一つ。さらに6月9日午後、大阪府泉佐野市の関西国際空港連絡橋(関空連絡橋)から母子が飛び降りて亡くなったが、その後、搬送先で死亡が確認された37歳の女性とその次女と見られる4歳女児が、林真須美死刑囚の長女と初孫であることが報じられた。

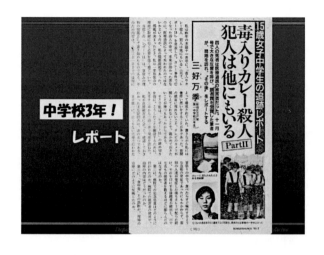

そこで注目されることがあります。あの事件は夏休みでしたけれども、夏休みのレポートで、なんと中学3年生の女の子が、毒入りカレー殺人は、犯人はほかにもいるということをレポートに書いて、学校に提出したのです。中学3年生ですよ。報道を見ておかしいと考えて書いた。この人なんとそのあと、医学部に入学している。物凄い秀才だと思いますけれども、こういう中学生でもわかるような

ことを、警察官は何やっているの。和歌山県警は本当に大丈夫なの。というような、中学3年生のレポートが出た。

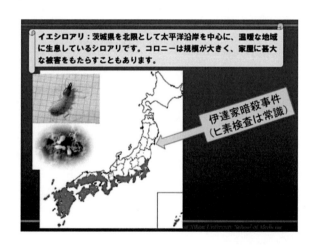

もう一度見てください、この地図。この南のほうの地域では、すべての農家はイエシロアリ退治のためのヒ素の薬は持っていると考えなければいけない。そうすると、色々な種類のヒ素が入り混じっているわけで、それの区別ができるのですかということになる。ところが宮城県の場合には、持っている人がいないわけですから、そういう知識のある人しか持たないわけです。この違いがわ

からなければいけない。だからこの伊達家暗殺事件というので、なんとヒ素検査は常識なのです。なんとこれは江戸時代から人を殺すときにはヒ素だということが、伊達家、つまり東北大学では、最初に言いましたように、トキシ・ラボ検査をする。出なかったら次に青酸検査、シェーンバイン・パーゲンシュテッヘル反応を見る。それも出なかったら次にはヒ素を検査するという、これは常識だったのです。和歌山県にはそういう伝統がない。この違いです。これがもし愛媛県で起こっていれば、伊達家は愛媛県にも行って、仙台よりもまた有名な城主になっている。そこにはこのヒ素の問題がついていって、愛媛県は見たらわかりますように、真っ青です。これはまた大変なことになる。ヒ素が出ただけではだめなのです。どの家のヒ素かというのをどうやって区別するかということまでわからなければいけない。

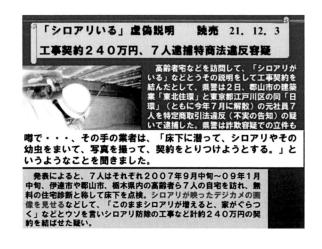

さあ、皆さん。東日本のほうの人たち気を付けてください。床下に入ってシロアリ検査させてくださいと言ってシロアリが出たといっています。しかし、出ていないのです。ポケットに入っていたビニール袋からシロアリを出して、それを見せているだけです。イエシロアリはいないのです。こういうふうにして契約を取る、これを詐欺罪と言う。こういう人たちがやっているのは、ちょうどさっきの青い場所と白い場所の境界領域でこういう詐欺をしているのです。

（3）事件の影響

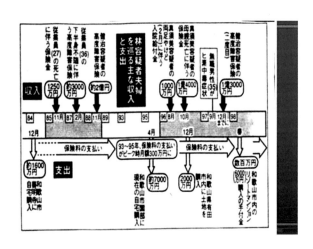

もう一つは、保険金問題ですけれども、保険金がどのくらいかけられていたか。実は林被告がなぜ疑われるかというと、旦那さんに高額の2億円とか、1億数千万円という保険をかけて、殺そうとしたのではないかということがあるからです。

このカレーの混入事件は、それ以外にも医療過誤ではないのかといわれている。ヒ素とわからないで、青酸だといって青酸の治療しかしていない。だから医療過誤ではないのかと言って訴えた。この民事訴訟も実は開かれている。こういうことになってきました。

搬送された病院だって困りますよ。冗談じゃない。テレビでヒ素だ、と言っていないわけでヒ素と判明したのは1週間後です。そして青酸だ、と言うから、青酸の治療というのは、実は物凄く難しいのです。治療をするときに保険がきかない薬を使わなければいけない。その保険がきかない薬を使って、もし死んだら逮捕される可能性もある。

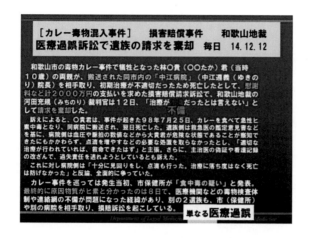

れは不満ではなくて、不備の間違いだと思います。こういうふうにして請求は棄却されているということです。そういう社会問題として、ただ単に死刑かどうかという問題だけではなくて、周辺に起こっているのであります。このカレー混入事件には損害賠償というのもありました。

最初保健所も食中毒ですので、カレーライスの鍋とか全部捨てました。こういう記者会見しているわけですから。それなのに、最終的にはヒ素とわかったけれども、それがわかったと報道されたのは3日です。8月3日には報道されています。ほかの人たちも訴えたりしていますけれども、これは治療が不満だったとは言えないと書いてありますけれども、こ

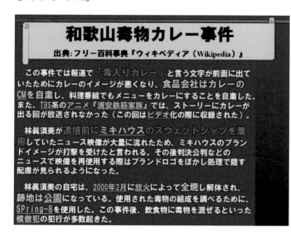

実は毒入りカレー事件というので、全国放送で毎日のように流れました。そのときこの被告人が、スウェットのシャツを着ていたのですけれども、それがミキハウスのスウェットシャツを着ている姿が毎日放送されました。それしか写真がないものだから、毎日それが出たら、なんと食品会社ミキハウスが止めてくれと。毒入りカレーと言ったら、それでシャツを見るとミキハウスが毒入りカレーの

元みたいになってくるので、この放送を止めてくれということで、問題になった。

林眞須美の自宅は放火によって全焼して解体されて、今は公園になっております。ですから、私も見に行きましたけれども、今は跡形もありません。

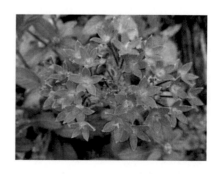

カレー事件についてですけれども、死刑執行は日々恐怖です。「毎日毎日、死刑になるんじゃないかとおびえ、生きていくのが限界です」。これは死刑囚になった人に聞いたらわかります。毎朝10時、命が縮まります。警備員がコツコツコツと廊下を歩いてくるのです。コツコツが自分のいる部屋の前に止まった瞬間にその日が死刑執行の日。死刑執行は前の日に教えると、死んだ人がいるので、当日の朝教えて自殺ができないようにしてあるわけです。コツコツコツと来る瞬間に、やられるんじゃないかと。再審請求していても死刑は執行されるというように、今ではそうなっています。ドキドキしていて、コツコツが過ぎた瞬間に、ああ今日も生きられる。これを50年間やったのが袴田さん。そして、無期懲役と死刑のどこが違うかというのは、そのコツコツコツの怖さ。無期懲役の人は、一生入っていてもいいんだよ。コツコツコツ、ただこれは警備員が歩いているだけなのです。死刑囚の人だけは、コツコツコツ、ウエッ！と思ったら、コツコツ過ぎて、それで助かる。だからなんとかしてくれ。そして、この弁護士さんにアクリル板越しになんとか涙を流して訴える頭を見たら、テレビと違って髪の毛はほとんど白髪になっていたという。事件当時の写真より頬はほっそりしている。「やりましょう」と答えた瞬間に、「ありがとう、助かった」と肩を震わせた。そして、準備のために拘置所から送ってもらった資料を見ましたら、全部付箋が貼らせていて、独房で熱心に読み込んでいた様子がうかがえたというふうに新聞は報道しています。

　私が関係した来週お話しする鹿児島の事件でも、その人は高校時代にもほとんど勉強していなかったのに、刑務所の中で毎日本を読んで、私の本も2冊寄贈されて入っていたのですけれども、隅から隅まで全部読んであって、そこに付箋が貼ってあるのをもらいました。実際そうです。「早く申立書を出してくれ」なぜか。オリンピックが中止になれば、話題をそらすために死刑が執行されるかもしれないから。オリンピックを今一番喜んでいるのは林被告です。このオリンピックの最中に死刑なんか執行されることはないだろうと思っている。そして再審請求が受理されましたので、今はちょっとほっとしているのではないかと書いてあります。

４．予想外のこと

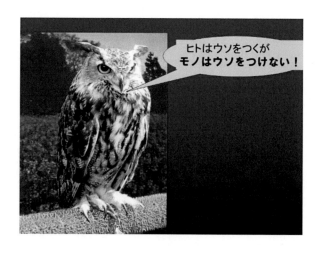

愛人に劇薬
死ぬ様子撮影
韓国で猟奇殺人

【ソウル二十一日共同】ソウル市警察当局は二十日、愛人に劇薬を飲ませ、死んでゆく様子を写真に撮っていたアマチュアカメラマンを殺人と死体遺棄の疑いで逮捕した。

逮捕されたのはソウル市内に住むボイラーマン李東植（四三）。調べによると、李は韓国写真作家協会の会員で、これまで各種の写真展で十一回入選しているが、昨年十二月、李の愛人の理容師（三四）をソウル郊外の野原にヌード撮影と称して連れ出した。寒さを訴えた愛人に「体にいいから」と言ってカプセルに入れた劇薬を飲ませた李は、五分後から苦しみ出して死んでゆく愛人の表情を写真に撮っていた。

李は愛人の死体に枯れ葉をかぶせたまま放置、なに食わぬ顔でボイラーマンの仕事を続けていたが、今月十一日死体が付近の住民に発見されたことから、日ごろ親しかった李の犯行と分かった。

Department of Legal Medicine Nihon University School of Medicine

皆さん方が見るときに、予想外のことがあります。とんでもないことです。これは日本ではなくてソウルですけれども、愛人に劇薬を飲ませ、死んでゆく様子を写真に撮っていたアマチュアカメラマンがいた。殺人と死体遺棄の容疑で逮捕されたのですけれども、なんとこの人は、韓国写真家協会の会員で、これまで各種の写真展で11回も入選している。そして、愛人の理容師を郊外の野原にヌード撮影と称して連れ出した。寒さを訴えた愛人に、「体にいいから」と言ってカプセルに入れた劇薬を飲ませて、5分後から苦しみ出して死んでゆく愛人の表情を写真に撮っていった。愛人の死体に枯れ葉をかぶせたまま放置して、なに食わぬ顔で仕事を続けていたけれども住人に発見された。この写真が我々法医学者に開示されたら、物凄く参考になります。人がこうやって死んでゆくという実況中継になっているものなんてほとんどない。

ほかに実は自分で青酸を飲んで、飲む前からビデオを目の前に置いて、飲んでいく過程から死んでいく過程を全部ビデオに撮った人がいます。青酸中毒というのは、どういうふうにして即死になるかっていうと、もう1分もたないうちに大変なことになってくる。それが全部ビデオで一部始終が映っている。こういう貴重な資料が我々に届けられるというのは大切なことです。

さあ、皆さんはこれなんだか知っていますか。これなんですか？これは知っているでしょう。ミミズク？「ヒトはウソをつくが、モノはウソをつけない！」こういうことを言っているのではないかと、私が聞いたふりをしているだけですけれども。フクロウ。なぜフクロウ？イケブクロ。イケフクロ。イケブクロ。

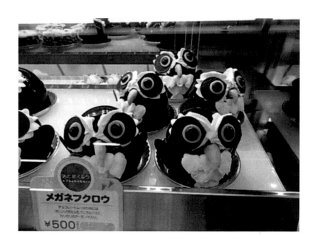

　池袋には、こういうケーキもあるのです。イケブクロウだからです。だからフクロウはウソをつかないのです。人はウソをつくかもしれませんが、ブツは、モノは、ウソをつかないのです。だから、科学的実証主義というのは、ブツで全部証明してゆくのです。

今日は中毒の話をいたしました。

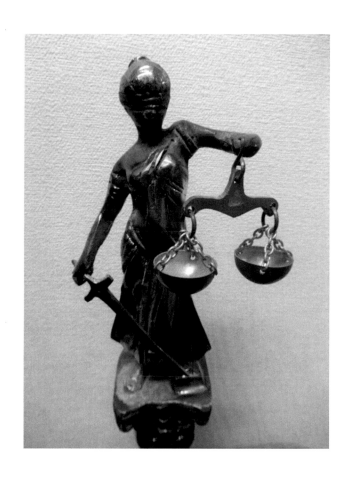

【プロフィール】

押田 茂實 (おしだ・しげみ)

　日本大学医学部名誉教授（法医学）。1942 年、埼玉県寄居町生まれ。埼玉県立熊谷高校、東北大学医学部卒業。医学博士。足利事件、東電女性社員殺人事件などさまざまな事件に関する法医解剖、DNA 型鑑定、薬毒物分析、重大事件・災害での遺体検案、医療事故分析・予防対策など、50 年にわたって法医学現場の第一線で活動。

　主な著作に、『実例に学ぶ医療事故』（医学書院、2000 年）、『法医学現場の真相』（祥伝社新書、2010 年）、『医療事故はなぜ起こるのか』（共著、晋遊舎新書、2013 年）、『法医学者が見た再審無罪の真相』（祥伝社新書、2014 年）、『Q&A 見てわかる DNA 型鑑定（第 2 版）』（共著、現代人文社、2019 年）、『死体からのメッセージ【改訂新版】』（万代宝書房、2020 年）などがある。

押田茂實の最終法医学講義　II

2021 年 12 月 25 日 第 1 刷発行
　著　者　押田 茂實
　編　集　水野 健二
　発行者　釣部 人裕
　発行所　万代宝書房
　　　〒176-0002 東京都練馬区桜台 1-6-9-102
　　　電話 080-3916-9383　FAX 03-6914-5474
　　　　　ホームページ：http://bandaiho.com/
　　　　　メール：info@bandaiho.com
　　　印刷・製本　日藤印刷株式会社
　　　落丁本・乱丁本は小社でお取替え致します。
　　　©shigemi oshida 2021 Printed in Japan
　　　ISBN　978-4-910064-56 -7　C0047

装丁・デザイン／　西宮 さやか